Alejandra Mancini/Cornelia Buchner

Trauma verstehen

Alejandra Mancini/Cornelia Buchner

Trauma verstehen

Hilfe für Angehörige und Freunde

nymphenburger

Inhalt

KAPITEL 3 GANZHEITLICHE MASSNAHMEN FÜR ANGEHÖRIGE UND FREUNDE 94

Vorwort

Machen Sie sich Sorgen um Ihren Angehörigen oder Freund? Fühlen Sie sich von ihm vor den Kopf gestoßen oder gar wie verlassen, obwohl er weiterhin physisch anwesend ist? Verstehen Sie die Welt nicht mehr wegen der radikalen Veränderung, die sich bei Ihrem Partner eingestellt hat – und das nach einer traumatisierenden Erfahrung? Oder wundern Sie sich, dass nach Jahren friedlichen Zusammenlebens plötzlich bizarr erscheinende Verhaltensweisen auftauchen, ohne dass es einen für Sie fassbaren Grund dafür gibt? Vielleicht fühlen Sie sich erschöpft und ausgelaugt, weil Ihr Lebensgefährte trotz Ihrer ständigen Bemühung um eine verständnisvolle Haltung unzufrieden und unzugänglich ist?

Wir wollen Sie dabei unterstützen, solche Fragen zu beantworten, um besser zu verstehen, was in Ihrem Gegenüber vorgeht. Außerdem stellen wir Strategien vor, mit denen Sie den Anforderungen des Zusammenseins besser gewachsen sind und sich selbst mit fürsorglicher Aufmerksamkeit behandeln können.

Es geht uns dabei vor allem darum ...

- wie derzeit Trauma verstanden und das komplexe Bild der Traumafolgestörungen wissenschaftlich gesehen wird,
- wie Sie verschiedene Beschwerden und Verhaltensweisen Ihres Lebensgefährten, Angehörigen oder Freundes in

diesem Zusammenhang erkennen, verstehen und deuten können,

- wie Sie bestimmte, möglicherweise kränkende Handlungen durch sachkundiges Verständnis von ihrer emotionalen Ladung befreien und dadurch eher mitfühlend reagieren können,
- wie Sie sich selbst vor seelischer Verletzung schützen und dennoch im Kontakt bleiben können und
- wie Sie Ihre eigene seelische Gesundheit im Zusammensein erhalten und sogar stabilisieren können.

In unserer psychotherapeutischen und allgemeinmedizinischen Praxis haben wir in langjähriger Erfahrung erlebt, wie verwirrend der Umgang mit traumatisierten Menschen sein kann. Es zeigen sich im Kontakt immer wieder neue Seiten – manchmal klingt alles ganz harmlos, ein andermal entsetzlich. Mal ist die große seelische Not überwältigend spürbar, dann wieder wird von den schrecklichsten Erfahrungen mit dumpfer Gleichgültigkeit erzählt. Es braucht viel Geduld und auch fachkundiges Verständnis, um diese Schwankungen in der Stimmung und im Verhalten der Betroffenen zu verstehen und auszuhalten.
Um den Lesefluss nicht zu stören, verwenden wir die männliche Bezeichnung, auch wenn es sich selbstverständlich um weibliche und männliche Betroffene handelt. Dies soll nicht als fehlende Wertschätzung verstanden werden, sondern lediglich als Erleichterung für den Leser.

KAPITEL 1

Leben mit einem Trauma – Ein Überblick

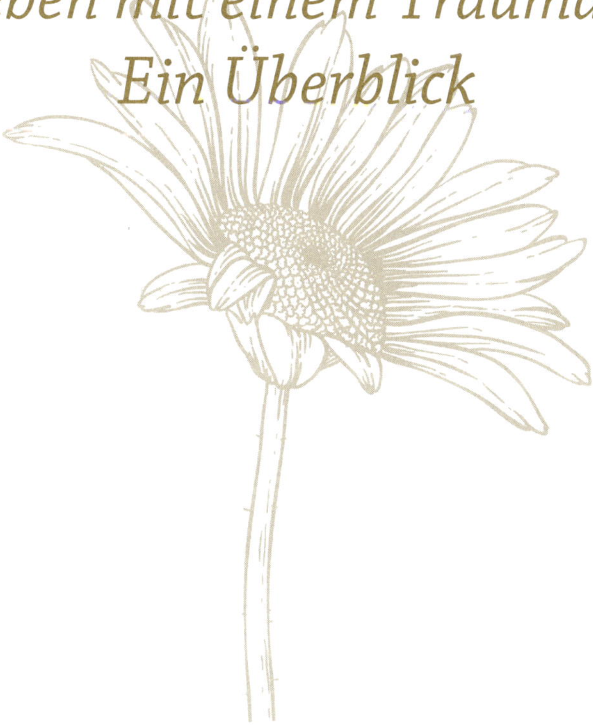

Was ist ein Trauma?

Diese Frage ist nicht leicht zu beantworten. Ob eine Traumatisierung erfolgt, hängt davon ab, wie ein Mensch mit seinen Ressourcen und Vorbelastungen in einer bestimmten Situation auf ein überwältigendes Ereignis reagiert. Es ist also nicht vorhersagbar, ob jede Person, die etwas Entsetzliches erlebt, tatsächlich traumatisiert wird. Verschiedene Menschen reagieren verschieden auf Erfahrungen und wir wissen, dass es Faktoren gibt, die vor der Entwicklung von traumatischen Störungen schützen, und andere, die diese begünstigen.

Die verschüttete Schulklasse

Eine Schulklasse wird samt Lehrerin bei einem Ausflug verschüttet und bricht in eine unterirdische Höhle ein. Der Höhlenraum ist dunkel, eng und muffig, einige Schüler sind verletzt und die Lehrerin reagiert sofort panisch. Sie vermittelt den Kindern, dass sie nun allesamt hoffnungslos verloren seien. Die Kinder nehmen die Haltung direkt in sich auf und setzen sich wimmernd und hoffnungslos auf den glitschigen Boden – bis auf eines der Kinder. Dieses will nicht tatenlos aufgeben. Es ruft, klopft und gräbt unermüdlich. Obwohl alle anderen Kinder und selbst die Lehrerin völlig apathisch sind, gibt dieser kleine Junge nicht auf und bemüht sich acht Stunden lang pausenlos um Rettung. Nicht zuletzt dadurch gelingt es einem Rettungsteam dann tatsächlich, die verschüttete Gruppe aufzuspüren und aus ihrem Gefängnis, in dem die Atemluft bereits knapp geworden ist, zu befreien.

In der Folge zeigt sich, dass alle Kinder und auch die Lehrerin Symptome einer akuten Belastungsstörung entwickeln – nicht aber der aktive Junge. Dieser hat in seiner Überzeugung, etwas tun zu können und nicht in hilfloser Ohnmacht ausgeliefert zu sein, so viel seelische Widerstandskraft (Resilienz) bewiesen, dass er keine psychische Störung entwickelt hat.
Was können wir aus diesem Beispiel lernen? Traumatisches Ereignis und Trauma sind nicht gleichzusetzen. Das Ereignis des Verschüttetwerdens ist für alle Schüler und die Lehrerin gleich. Das Erlebnis ist für sie jedoch anders als für den aktiven Jungen.

Welche Ereignisse können traumatisieren?

Bei manchen Ereignissen ist die Gefahr einer traumatisierenden Wirkung größer als bei anderen. Dazu zählen Ereignisse, die plötzlich eintreten und ...

- intensiv,
- unkontrollierbar,
- unvorhersehbar und
- extrem negativ sind.

Das Erleben von Gewalt durch andere Menschen wirkt viel stärker beschädigend als andere stark belastende Ereignisse, wie etwa Naturkatastrophen oder Unfälle. Dies umso mehr, wenn es zu körperlichen Verletzungen oder zur Bedrohung des Lebens kommt, wie zum Beispiel bei einer Vergewaltigung oder einem Raubüberfall. Am schlimmsten ist es jedoch, wenn nahestehende Menschen dem Opfer Schaden zufügen. Der Betroffene verliert dabei noch zusätzlich die vertrauensvolle Bindung an eine wichtige Person.

Kinder sind aufgrund ihrer Abhängigkeit von versorgenden Erwachsenen besonders anfällig für Traumatisierungen. Dies gilt insbesondere, wenn diese durch nahe Bezugspersonen wie Eltern oder Verwandte geschehen, die ja die Aufgabe haben, Schutz und Sicherheit vor Verletzungen zu bieten. Wenn dann eine schlimme Erfahrung stattfindet, wirkt das umso tiefer und nachhaltiger.

In der Kindheit werden die schlimmsten traumatischen Beschädigungen durch Vernachlässigung, emotionale oder körperliche Gewalt und sexuellen Missbrauch ausgelöst. Bei Vernachlässigung fehlen dem Kind die Zärtlichkeit und Zuwendung, die es braucht, damit es sich beruhigen und entspannen kann.

DIE DEFINITION VON TRAUMA

Trauma bedeutet »Verletzung« oder »Verwundung«. Ein seelisches Trauma wird durch verheerende Ereignisse verursacht. Diese lösen beim Betroffenen Ohnmacht, Ausgeliefertsein und Todesangst aus, die so heftig sind, dass er sie nicht verarbeiten kann. Die traumatische Erfahrung verändert mit einem Schlag die Sicht auf die Welt und die eigene Person. Das Vertrauen in die Verlässlichkeit, Sicherheit und Gerechtigkeit der Welt geht verloren; ebenso die innere Gewissheit, ein einmaliges, wertvolles Wesen zu sein, das nicht verletzt werden darf.

Andere Beispiele für traumatisierende Ereignisse im Kindesalter sind:

- schwere Erkrankungen bei sich oder den Eltern, wozu auch seelische Erkrankungen zählen, da sie die angemessene Versorgung der Kinder beeinträchtigen,
- medizinische Behandlungen wie schmerzhafte Eingriffe, Spritzen oder Operationen,
- Unfälle im Verkehr oder zu Hause mit schlimmen Verletzungen bei sich selbst oder bei anderen,
- plötzliche Verluste von geliebten Menschen oder auch Tieren.

Wichtig ist dabei immer eines: Auf Kinder können Ereignisse traumatisierend wirken, die Erwachsene nicht unbedingt als bedrohlich wahrnehmen. Beispiele dafür: Ein Hund verhält sich aggressiv, das Kind verirrt sich im Kaufhaus für eine Zeit, oder es schluckt beim Schwimmen Wasser und gerät in Panik. Durch solche Erfahrungen können beim Kind unter Umständen extreme Ängste und Ohnmachtsgefühle ausgelöst werden, insbesondere wenn sie der Situation allein ausgeliefert sind.

Was macht besonders anfällig für Traumatisierung?

Einen großen Einfluss übt aus, wie der Betroffene das Ereignis persönlich erlebt und wie seine aktuellen Verarbeitungsfähigkeiten sind. Ein plötzliches Ereignis, das unerwartet eintritt, wirkt dadurch eher traumatisierend, dass sich der Betroffene ganz entspannt fühlt und damit ungeschützter ist. Er ist nicht auf die Abwehr von Gefahr eingestellt.

Auch diese Faktoren begünstigen eine Traumatisierung:

- junges oder hohes Lebensalter.
- psychische oder körperliche Vorerkrankungen,
- familiäre Vorbelastung mit traumatischen Erfahrungen,
- mangelnde soziale Unterstützung,
- Zugehörigkeit zu einer sozialen Randgruppe.

Häufig spielt auch eine Rolle, dass dem Opfer die Schuld am Ereignis gegeben wird.

KRITERIEN FÜR DIE STÄRKE EINER BELASTUNG

- *Ein einmaliges Trauma im Erwachsenenalter wird in der Regel besser verarbeitet als wiederholte oder gar über Jahre andauernde Traumata im Kindesalter.*
- *Ein durch äußere Ursachen ausgelöstes traumatisches Ereignis (Naturkatastrophen, Unfälle, selbst Verlust eines nahen Angehörigen oder eigene schwere Erkrankung) wird in der Regel leichter verkraftet als ein durch Menschen verursachtes Trauma (Man-made Trauma).*
- *Je näher die Beziehung zu einer verursachenden Person und je jünger das Opfer ist, desto schwerer sind die Folgen.*
- *Je mehr unterstützende Erfahrungen Betroffene vor dem traumatischen Ereignis gemacht haben, desto besser ist ihre Verarbeitungsfähigkeit.*
- *Unterstützend sind vertrauenswürdige, verlässliche Menschen und auch eigene Fähigkeiten zur Selbsthilfe.*

Der falsche Heimweg

Eine junge Frau entschließt sich, nach einem Treffen mit Freunden in einer lauen Sommernacht den kürzeren Heimweg durch einen Park zu nehmen. Sie ist beschwingt von dem erlebten schönen Abend und denkt an nichts Böses, als sich ein Mann auf sie stürzt. Sie weint und fleht den Mann an, sie in Ruhe zu lassen – vergeblich. Rufen und Schreien nützen nichts, da niemand in der Nähe ist. Sie wird grob vergewaltigt. Danach taumelt sie völlig verstört aus dem Park und sucht in ihrer Not die nächste Polizeistation auf. Dort wird sie von den männlichen Beamten wenig einfühlsam zum Tathergang ausgefragt. »Warum sind Sie denn so spät noch allein durch den Park gelaufen?« »Wenn man Ihre vielen Ringe an den Fingern sieht und dazu noch Ihr kurzes Kleidchen, kann man schon denken, dass Sie es darauf angelegt haben!« Völlig verstört kommt sie anderntags in meine Praxis. Sie hat nicht nur eine schlimme Erfahrung gemacht, weil sie vergewaltigt wurde. Sie musste auch erleben, dass ihr von den erhofften Helfern weder Anteilnahme noch Verständnis entgegengebracht wurde. Vielmehr hatten ihr die Polizisten vermittelt, dass sie das schlimme Ereignis selbst verschuldet habe.

Auch das direkte oder indirekte Miterleben, wie einem anderen Menschen Gewalt angetan wird, er schwere Verletzungen erleidet oder gar zu Tode kommt, wirkt traumatisierend – man muss nicht selbst das Opfer sein. Es kann sogar sein, dass allein die Schilderung der traumatischen

Erfahrung eines anderen beim Zuhörenden zu einer Traumatisierung führt.
Viele Menschen erholen sich Wochen bis Monate nach einer traumatischen Erfahrung von selbst – alles in allem ungefähr ein Drittel. Allerdings gibt es Unterschiede: von einer Vergewaltigung erholt sich höchstens ein Viertel der Betroffenen, von Folter fast niemand von alleine.

Was schützt uns vor Trauma?

Um diese Frage zu beantworten, stellen wir Ihnen einige Erkenntnisse aus der Bindungsforschung vor. Ein Baby oder Kleinkind ist noch nicht in der Lage, selbstständig mit Unwohlsein oder Schmerzen umzugehen. In einer bedrohlichen Situation – das kann beim Baby schon Hunger, eine volle Windel oder Bauchschmerzen sein – schreit es und ruft damit die Mutter herbei, die einschreitet und das Kind »rettet«. Die Mutter nimmt das Kind auf, beruhigt und tröstet es.
Wir nennen diesen Vorgang Co-Regulation. Hierbei übernimmt ein Erwachsener stellvertretend für das Kind in einer Stresssituation die »emotionale Steuerung«. Das Baby erlebt das Unwohlsein oder seine Schmerzen als überwältigende Bedrohung und hat womöglich Todesangst. Die Mutter kann es dadurch beruhigen, dass sie selbst weiß, dass es »nicht so schlimm« ist. Sie vermittelt dem geängstigten Kind diese Sicherheit, indem sie es an ihrer Brust

wiegt und vielleicht leise summt. So kommt es zur gemeinsamen Entspannung von Mutter und Kind. Das regelmäßige Erleben dieser heilsamen Beruhigung durch die Mutter legt den Grundstein dafür, dass das Kind später einmal fähig sein wird, seine Emotionen selbst zu steuern.

Es erlebt die aufmerksame Anwesenheit der Mutter als einen »Zufluchtsort« oder eine Art »sichere Basis«, in deren Schutz es die Welt neugierig und offen erforschen kann. Dabei ist wichtig, dass es sicher sein kann, dass die Mutter da sein wird, wenn es zu ihr zurückkehren will oder wenn es sie braucht. Durch diese Erfahrung lernt das Kind allmählich, die Aufregungen seiner kleinen Lebenswelt zu bestehen und zwischen echter Gefahr und bloßer Erregung zu unterscheiden.

Aber auch im Erwachsenenalter spielt die soziale Unterstützung eine wesentliche Rolle bei der Bewältigung belastender Erfahrungen. Trost, Unterstützung und Fürsorge sind unverzichtbar für die Verarbeitung von Extremsituationen und verbessern das seelische und geistige Energieniveau eines Menschen. Sie helfen, weil sie die körperlichen Reaktionen auf die Stresssituation (wie Herzklopfen, Schwitzen, Unruhe) mildern, und haben sogar günstige Effekte auf das Immunsystem. Auch unterstützende, freundliche Berührungen wie Umarmen oder Handhalten helfen in einer Notlage, mit dem schlimmen Ereignis besser fertig zu werden, weil sie die heftigen, oft unerträglichen Gefühle besänftigen können.

VERLÄSSLICHE BINDUNGEN WIRKEN ALS SCHUTZ

Es hilft uns, wenn wir in der Kindheit aufmerksame Versorgung durch unsere Eltern hatten. Wir konnten dadurch eine »sichere Bindung« entwickeln, bei der die Mutter beziehungsweise die Eltern als verlässliche Basis fungieren, von der aus die Welt erkundet werden kann. So lernen wir in der Kindheit allmählich, unsere Wahrnehmung zu verfeinern und nuancierter auf Reize zu reagieren. Durch diese sichere Verankerung lernen wir erst angstfreie Erregung (wie zum Beispiel im Spiel) kennen und diese von echter Bedrohung zu unterscheiden.

Die natürlichen Verteidigungsreaktionen

Die Symptome von Traumatisierten werden verstehbar, wenn wir die natürlichen biologischen Reaktionen auf eine Bedrohung genauer betrachten. Die Natur hat Mensch und Tier mit einer Reihe von Reaktionsmustern ausgestattet, die dem Selbstschutz und dem Überleben dienen. Wir nennen diese Verhaltensmuster Verteidigungsreaktionen. Beobachtungen an Tieren zeigen, dass diese im Wesentlichen aus Kampf-oder-Flucht-Reaktionen sowie dem Totstellreflex bestehen.

Spezifisch menschliche Verteidigungssysteme

Die typisch menschlichen Verteidigungsreaktionen schließen die wichtigen menschlichen Bindungserfahrungen mit ein:

1. das System, das Hilfe durch andere Menschen herbeiruft,
2. das System, das aktive körperliche Verteidigungsreaktionen mobilisiert (Kampf-oder-Flucht-Reflex), und
3. das System, welches zu Bewegungslosigkeit und Unterwerfungsverhalten führt (Erstarren, Totstellreflex).

Das erste System – Das Bindungssystem

Die erste Verteidigungslinie bei Gefahr ist beim Menschen der Ruf nach Hilfe und Verständnis, der sich an andere Menschen richtet. Ein weiterer Aspekt dieses Systems ist außerdem, zu versuchen, mit dem Angreifer zu verhandeln, um ihn umzustimmen und die Gefahr auf diese Weise abzuwenden. Beispielsweise könnte eine Frau einem potenziellen Vergewaltiger sagen, dass ihre Freunde jeden Augenblick zurückkommen und er abhauen soll.

Das zweite System – Die mobilisierenden Verteidigungsreaktionen

Doch in traumatischen Situationen sind die Eltern nicht immer verfügbar und die Verhandlung misslingt möglicherweise – dann wird die nächste Verteidigungslinie genutzt und der Körper wird in hochaktive Handlungsbereitschaft versetzt. Durch intensive Stimulation des vegetativen Nervensystems wird der gesamte Organismus auf eine aktive Verteidigungsreaktion vorbereitet: Das Herz klopft schnell, die Atmung ist beschleunigt und vertieft, die Skelettmuskeln werden verstärkt durchblutet, es besteht höchste Aufmerksamkeit und alle Sinne werden auf die Möglichkeit gerichtet, der Gefahr zu entkommen – wie im Tierreich werden Kampfhandlungen, die Flucht oder komplexere Verteidigungshandlungen eingeleitet.

Das dritte System – Die immobilisierenden Verteidigungsreaktionen

Wenn die mobilisierenden Verteidigungssysteme versagt haben, treten an ihre Stelle die immobilisierenden Verteidigungsreaktionen – es kommt zur Erstarrung oder Lähmung. Das entspricht der dritten Verteidigungslinie. In vielen Situationen ist es unsinnig oder verstärkt die Gefahr, einem überlegenen Gegner aktiv entgegenzutreten. Neben der Erstarrung gibt es noch eine weitere Immobilisierungsreaktion, die eintritt, wenn alle anderen Verteidigungshandlungen fehlgeschlagen sind: die »schlaffe Passivität«, der »Totstellreflex«. Dieser Zustand des »Sich-Ergebens«, der auch »totale Unterwerfung« genannt wird, tritt unter Bedingungen extremer Hoffnungslosigkeit ein. Jede motorische Aktivität wird vollständig gehemmt, die Erregung fällt bis zum Nullpunkt ab, der Puls verlangsamt sich extrem und die Atmung wird ganz flach. Es ist ein todesähnliches Zustandsbild, welches dem Totstellreflex bei Tieren entspricht. Es kommt zur Ausschüttung körpereigener Opiate, die den Menschen unempfindlich gegen Schmerzen machen. In dieser Endphase der Unterwerfung verhindert die Schmerzunempfindlichkeit die Wahrnehmung der Verletzung. Viele Betroffene berichten, sie hätten während der Misshandlung keinen Schmerz empfunden. Sie hätten sich in einem Zustand völliger Distanzierung befunden und könnten sich daher nur vage an das Erlebnis erinnern.

Der Täter sucht ein Opfer, keinen Gegner

1. Ein 16-jähriges Mädchen hat den Zug verpasst und fährt nun per Anhalter zur Schule. Sie steigt zu einem Mann ins Auto, der Mitte 40 zu sein scheint und mit dem sie angeregt plaudert. Es fällt ihr unangenehm auf, dass er beim Erzählen manchmal zur Betonung auf seinen Schenkel haut und dann aber auch auf ihren. Dennoch fühlt sie sich nicht wirklich unsicher, bis er plötzlich von der Landstraße auf einen Feldweg Richtung Wald abbiegt. Ein Riesenschrecken durchfährt sie, ihr Herz klopft zum Zerspringen und sie fragt sich: »Was soll ich jetzt nur tun?« Kurz vor dem Waldrand hält er den Wagen an, macht den Motor aus und greift nach ihr. In diesem Moment spürt sie, wie ein solcher Zorn in ihr aufwallt, dass sie ihn von den Fußsohlen aufsteigend spüren kann wie eine heiße Welle. Voller Empörung schreit sie den Mann an: »Was fällt Ihnen ein!!! Ich bin erst 16 Jahre alt und muss in die Schule!! Bringen Sie mich sofort dahin!!« Tatsächlich wendet sich der Mann von ihr ab, dreht den Schlüssel um und lässt den Motor wieder an. Er bringt sie ohne ein weiteres Wort bis vors Schultor.

2. Eine junge Frau ist wiederum beim Trampen zu einem Mann ins Auto gestiegen. Eigentlich hat sie von Anfang an ein mulmiges Gefühl – der Mann wirkt irgendwie schmierig und unangenehm auf sie. Sie ruft sich aber gleich zur Ordnung und sagt sich, dass es nicht recht sei, so schlecht über ihn zu denken, wo er doch gar nichts gemacht habe. Jedoch verstärkt sich

> im Laufe der Fahrt ihr komisches Gefühl immer weiter, und als sie an einem Bahnübergang halten, hat sie den starken Impuls, aus dem Wagen zu springen. Wiederum unterdrückt sie diese Regung und sagt sich, dass sie den Mann nicht so vor den Kopf stoßen dürfe, da er nichts Schlimmes gesagt oder gemacht habe. Sie fahren also weiter. Aber der Mann verlässt die Route und bringt sie zu einem einsamen Platz. Jetzt muss sie erkennen, dass ihr Bauchgefühl richtig war. Doch nun ist es zu spät. Sie fühlt sich wie gelähmt – kann nicht schreien, kann nichts sagen ... kann sich nicht einmal bewegen. Die Szene erscheint ihr wie in einem trüben Nebel. Sie fühlt nichts. Sie weiß, dass sie vergewaltigt wird – aber alles erscheint ihr »wie unter Wasser«. Sie weiß nicht einmal mehr, wie sie dann nach Hause gekommen ist.

Die Frau aus unserem zweiten Beispiel entstammt einer Familie, in der sie schon früh erlebt hat, wie der häufig betrunkene Vater zu Hause getobt und Mutter und Kinder geschlagen hat. Liebevolle Unterstützung hatte sie in dieser Familie fast gar nicht bekommen. Dagegen hatte sie lernen müssen, dass es gut ist, sich einem potenziellen Täter gegenüber angepasst und sogar unterwürfig zu verhalten. Doch diese Strategie, die sie zu Hause geschützt haben mochte, wird ihr nun zum Verhängnis.

Körperliche Abläufe bei traumatischem Erleben

Was passiert im menschlichen Organismus bei Extremstress? Es sind komplexe Abläufe, die sich auf den verschiedenen Funktionsebenen des menschlichen Körpers abspielen, wenn eine Gefahrensituation einwirkt. Es kommt im Gehirn zu Veränderungen der Wahrnehmungsverarbeitung und das vegetative Nervensystem alarmiert den gesamten Organismus. Der ganze Körper richtet sich auf die Gefahrenabwehr ein: Das Herz schlägt schneller, die Durchblutung der Muskulatur intensiviert sich, die Aufmerksamkeit ist hellwach auf einwirkende Stressfaktoren gerichtet. Man spricht von der »Stressachse«, die alle Körperfunktionen umfasst und sämtliche Möglichkeiten zur Gefahrenabwehr aktiviert.

Die drei Ebenen des physischen Organismus

In der von Rudolf Steiner entwickelten anthroposophischen Menschenkunde werden die leiblichen Funktionsabläufe im Organismus in drei Ebenen geordnet, die sich in charakteristischer Weise unterscheiden.

Es handelt sich um ...

- das Nerven-Sinnessystem, das zwar überwiegend im Kopf lokalisiert ist (Gehirn und Sinnesorgane), aber zudem mit seinen feinen Verästelungen den ganzen Organismus durchzieht;
- das Stoffwechsel-Gliedmaßen-System, dessen Organe in den Extremitäten und im Bauchbereich zu finden ist. Wir zählen alle äußeren und inneren Bewegungsvorgänge dazu, also auch Verdauungs-, Stoffwechsel- und Wachstumsvorgänge sowie die Sexualprozesse;
- das Rhythmische System. Es steht – auch räumlich – zwischen den beiden anderen und hat die Aufgabe, Kopf und Bauch durch rhythmische Vorgänge zu verbinden. Zu diesem System gehören die Herz-Kreislauforgane und die Atmung. Sie sind überwiegend im Brustraum lokalisiert, durchströmen aber den ganzen Organismus mit einem verzweigten Gefäßnetz.

Was passiert im Körper bei Gefahr?

Weil die körperlichen Abläufe in Gefahrensituationen sehr komplex sind, ist eine Darstellung im Sinne der anthroposophischen Menschenkunde, geordnet in diese drei Systeme, sinnvoll.

Es ist uns wichtig, vorauszuschicken, dass wir die Vorgänge im Körper nicht so verstehen, dass das Gehirn als ursächlicher Impulsgeber für geistig-seelische Prozesse wirkt. Der Mensch wird in seinem Erleben und in seinen Handlungsimpulsen aus unserer Sicht nicht vom Gehirn gesteuert wie von einem Computer. Vielmehr sehen wir das Zusammenwirken körperlicher, seelischer und geistiger Prozesse als ein Geflecht gleichrangiger, sich gegenseitig durchdringender Tätigkeiten an. Jeder Teil – Körper, Seele und Geist – hat seine speziellen Aufgaben und Wirkbereiche, und wenn es an einer Stelle zu Störungen kommt, hat das Auswirkungen auf die anderen Bereiche, und zwar in allen Richtungen.

Vorgänge im Bereich des Nerven-Sinnessystems

Es lohnt ein stark vereinfachter Blick auf die Abläufe, die vorwiegend im Gehirn bei den normalen, alltäglichen Erfahrungen stattfinden. Alle Sinnesinhalte, die wir aus der Umwelt oder unserem eigenen Körperinneren aufnehmen, werden im Zwischenhirn vom Thalamus entgegengenommen. Der nahe gelegene Mandelkern ist das Zentrum für die zu den Wahrnehmungsinhalten gehörigen Gefühle. Auch für die Gedächtnisleistung sind die Mandelkerne bedeutsam. Der Mandelkern ist wiederum eng vernetzt mit dem Hippocampus, der als Organisator des bewusstseinsfähigen Gedächtnisses gilt. Hier werden die

emotionalen Erfahrungen inhaltlich geordnet. Man kann sagen, dass der Mandelkern für das emotionale Gedächtnis zuständig ist, der Hippocampus dagegen für das faktische Gedächtnis und für das Herstellen von Zusammenhängen.
Diese drei Hirnstrukturen im Zwischenhirn – Thalamus, Mandelkern und Hippocampus – wirken eng mit dem Frontalhirn zusammen. Man geht davon aus, dass dort sämtliche Informationen, die wir über den augenblicklichen inneren und äußeren Zustand haben, mit allen Informationen aus früheren Erfahrungen in Verbindung gebracht werden. So werden die Verknüpfungen geschaffen zwischen dem Erlebten, den damit verbundenen Gefühlen und der Gesamteinordnung in die bisher bestehende Lebenserfahrung. Auf diese Weise entsteht die persönliche Lebensgeschichte.

Wenn es nun aber in einer Situation zum Erleben von extremem Stress kommt, entsteht eine Störung dieser komplexen Vorgänge. Die Zusammenarbeit zwischen dem Hippocampus und dem Mandelkern wird gestört, sodass ordnende und hemmende Einflüsse vom Hippocampus nicht mehr erfolgen können. Ebenso wird die Verbindung zum Frontalhirn beeinträchtigt, sodass die korrigierende Bewertung im Zusammenhang mit der bisherigen Lebensgeschichte nicht mehr möglich ist. Dadurch kommt es letztlich zu einer unkontrollierten Affektreaktion im Mandelkern und durch die gestörte Funktion des Hippocampus entsteht eine Erinnerungslücke in Bezug auf die faktische, reale Situation. Das bewirkt, dass die belastende Szene gar nicht oder nur vage erinnert werden kann. Stattdessen sind bei traumatischem Erleben intensive, vom Mandelkern stammende Gefühlszustände vorhanden.

Im vegetativen Nervensystem kommt es bei der Stressverarbeitung auch zu heftigen Reaktionen. Dieses durchzieht den gesamten Organismus mit einem Netz von feinsten Nervenfasern. Während das zentrale Nervensystem für willkürliche, bewusst gesteuerte Vorgänge – wie zum Beispiel das Heben der Hand – zur Verfügung steht, werden durch die vegetativen Nerven alle unbewussten Prozesse im Organismus bewirkt. So wird die Spannung der Blutgefäße, der Bronchien, der Därme und des Urogenitaltrakts vom vegetativen Nervensystem bestimmt. Wir unterscheiden zwei gegensätzlich wirkende Schenkel des vegetativen Nervensystems, den Sympathikus und den Parasympathikus – grob vereinfacht kann man sagen, dass der Sympathikusanteil für Anspannung, Aufmerksamkeit und Aktivitätsanbahnung zuständig ist, der parasympathische Anteil mehr für Entspannung, Verdauung und Immunvorgänge. In Gefahrensituationen kommt es zu einer extremen Stimulation des Sympathikus.

Vorgänge im Bereich des Stoffwechselsystems

Auf der Stoffwechselebene spielen verschiedene Botenstoffe eine wichtige Rolle bei der Verarbeitung von Erfahrungen. Die Menge und die Zusammensetzung dieser hormonähnlich wirkenden körpereigenen Substanzen bewirkt eine Art »Kommunikation im Körperinneren«, die sehr fein auf die aktuelle Erlebnissituation abgestimmt ist. Bei der akuten Stressreaktion werden erhöhte Mengen dieser Botenstoffe ausgeschüttet, wie zum Beispiel Cortisol, Adrenalin und Noradrenalin. Über eine Stimulation des vegetativen Nervensystems bewirken sie eine Erhöhung der Herzfrequenz, des Blutdrucks, der Atemfrequenz, des Sauerstoffverbrauchs und auch des Blutzuckers.
Sie sind zunächst nicht schädlich, sondern sichern im Gegenteil das Überleben, indem sie den Körper mit einem erhöhten Nährstoffangebot versorgen, wodurch aktive Verteidigungsreaktionen ermöglicht werden. Sind diese Wirkstoffe jedoch lang anhaltend und stark erhöht, was bei der Posttraumatischen Belastungsstörung der Fall ist, kann das zu Erkrankungen führen.
In einer extremen Schocksituation werden zusätzlich auch körpereigene Opiate ausgeschüttet. Die Schmerzwahrnehmung wird dadurch gehemmt. Dadurch kann eine überwältigende Belastung bei gedämpftem Bewusstsein wie in einer Art Narkose überlebt werden.

Vorgänge im Bereich des Rhythmischen Systems

Die in Stresssituationen ausgeschütteten körpereigenen Botenstoffe (Transmitter) wirken hauptsächlich über die Organe des Rhythmischen Systems. Einerseits kommt es zu einem Anstieg der Herz- und Atmungsfrequenz sowie zu einer erhöhten Spannung im gesamten Gefäßsystem bei den aktiven Verteidigungshandlungen. Andererseits kann es aber auch zum fast kompletten Abfall der Atmungs- und Herzaktivität kommen, wie bei den Erstarrungs- und Unterwerfungsreaktionen. Das Rhythmische System bewirkt also eine Art Vermittlung zwischen den Achsen unseres Selbstverteidigungssystems.

Das Besondere am traumatischen Erleben im Vergleich zum normalen Erleben ist: Die Erinnerung an das Geschehene verblasst nicht in der gewohnten Weise. In ungebetenen, sich aufdrängenden Erinnerungsfetzen schiebt sich die traumatische Situation immer wieder in das Bewusstsein des Betroffenen und ruft dort dieselben körperlichen Reaktionen hervor, die eben beschrieben wurden. Diese können so stark sein wie beim traumatischen Erleben selbst. Die schädlichen Wirkungen der körperlichen Stressreaktionen werden dadurch chronisch. Und zwar umso stärker, je heftiger der Stress ist und je länger er unbewältigt bestehen bleibt.

Traumatische Dissoziation – Etwas fällt auseinander

Dissoziation ist die wichtigste Überlebensstrategie beim Erleben von Extremstress. Durch Dissoziation können wir unerträgliche Inhalte abspalten und so Distanz zu ihnen herstellen. Auf diese Weise werden wir befähigt, schwere Traumatisierungen zu überleben.

Dissoziation im Alltagsleben

Die meisten Menschen kennen Formen leichter Dissoziation im Alltag in Form von Tagträumen, die sie nutzen, um sich zu beruhigen oder zu entspannen. Bekannt ist ebenso eine Art »innerer Abstandnahme« in überlastenden Situationen. Es entsteht dann das Gefühl, sich selbst wie von außen beobachten zu können. Man funktioniert »wie ein Roboter«, kriegt aber gefühlsmäßig gar nicht richtig mit, was gerade passiert. In der Regel kommt die Aufregung dann erst im Nachhinein zu Bewusstsein, wenn alles überstanden ist.

Durch ihre grundsätzliche Begabung zur Fantasie können Kinder besonders gut dissoziieren. Manchmal stellen sie sich eine wohlwollende Gestalt als Retter oder Helfer vor oder ersinnen einen heimlichen Ort, an dem sie sich geborgen und sicher fühlen können. So auch Pippi Langstrumpf: Sie ist ein Kind, das sich sein Waisendasein durch Ideenreichtum und Übermut in ein Leben voller Freiheit und unbegrenzter Möglichkeiten verwandelt.

DISSOZIATION

Dissoziation heißt Abspaltung, im Gegensatz zu Assoziation = Verbindung, Verknüpfung. Durch Dissoziation wird das Überleben von extremen Belastungssituationen ermöglicht. Dabei werden traumatische Erlebnisinhalte abgespalten, um sich vor überwältigenden Gefühlen wie Todesangst oder unerträglichen Schmerzen zu schützen. Die Betroffenen »stehen neben sich«, spüren nichts und sind dadurch zunächst vor den vernichtenden Aspekten des Geschehens geschützt.

Das Modell der strukturellen Dissoziation

Schon zu Beginn des vorigen Jahrhunderts hat ein Psychiater und Forscher, Pierre Janet, die Symptome traumabedingter Störungen ausführlich beschrieben. Er war Arzt an der berühmten Salpêtrière in Paris und hat durch sein Lebenswerk entscheidend zur Entwicklung der modernen Psychotherapie beigetragen. Auch heute noch bezieht sich die aktuelle Traumatherapieforschung auf seine damaligen

Darstellungen. Das Modell der strukturellen Dissoziation, wie Pierre Janet es entwickelt hat, sieht vereinfacht so aus. In einer extrem belastenden Situation »trennen« wir uns von einem Teil dieser Erfahrung, indem wir sie abspalten und unwillkürlich ins Unbewusste verschieben. Diesen Vorgang nennen wir Dissoziation. Dadurch entsteht gewissermaßen ein weiterhin funktionstüchtiger, bewusster Alltagsanteil, der aber von dem Schrecklichen entweder nichts oder nur teilweise etwas weiß. Diesen Anteil nennt Janet die **»anscheinend normale Persönlichkeit« (ANP)**. Sie ist zwar alltagstauglich, hat aber einen Defekt: die Erinnerungslücke für das Entsetzliche und die damit verbundenen Gefühle.

Es kommt nicht immer zu einer kompletten Erinnerungslücke, aber bei schwer traumatisierten Menschen kommt es häufig vor, dass sie jahre- oder gar jahrzehntelang von dem Erlebten nichts wissen. Erst durch bestimmte Ereignisse, die als Auslöser wirken, steigen langsam und zuerst ganz bruchstückhaft die Erinnerungen an das Entsetzliche auf.

Miss America

Marilyn van Derbur, die in den USA im Jahr 1958 zur Miss America gewählt wurde, beschreibt in ihrem Buch »Tagkind – Nachtkind« ihre Geschichte als Inzestüberlebende. Von ihrem 5. bis zum 18. Lebensjahr wurde sie von ihrem Vater, der ein angesehener Senator war, sexuell missbraucht. Erst mit 24

Jahren stiegen vage Erinnerungen in ihr auf von dem, was mit ihr geschehen war. Bis dahin hatte sie Monate in Kliniken verbracht, weil sie unter rätselhaften Lähmungen und schweren Depressionen mit Selbstmordgedanken litt. Zwischen den Entlassungen hatte sie jedoch einen extrem vollen Terminkalender und arbeitete wie eine Verrückte – all das, um »nichts zu spüren«.

Es dauerte weitere 20 Jahre, bis sie verstand, dass sie nicht schuld an dem war, was der mächtige Mann ihr angetan hatte. Dadurch konnte sie ihre Schuldgefühle überwinden und sich selbst vergeben. Sie beschreibt eindrucksvoll, wie entsetzlich schwer es für sie war, die aufsteigenden Erinnerungen und Gefühle zuzulassen, ohne dabei verrückt zu werden. Ihr Buch, in dem sie diese Erfahrungen zu ihrer Lebensgeschichte ordnet und ihren Weg zur Heilung beschreibt, erschien in den USA erstmals 2003. Da war sie 66 Jahre alt.

Durch Dissoziation werden die mit dem traumatischen Ereignis verknüpften, unerträglichen Gefühle ins Unbewusste verschoben. Diese abgespaltenen Anteile werden daher **»emotionale Persönlichkeitsanteile« (EPs)** genannt. Die EPs sind oft in der Mehrzahl, da sie für unterschiedliche Emotionen stehen. Ein Teil der unterdrückten Gefühle kann mehr dem Spektrum des Opfers zugeschrieben werden (Todesangst, Ohnmacht, Ausgeliefertsein). Ein anderer Teil würde eher einer aktiven Täterposition zugehören (Wut, Hass, Zerstörungswünsche etc.).

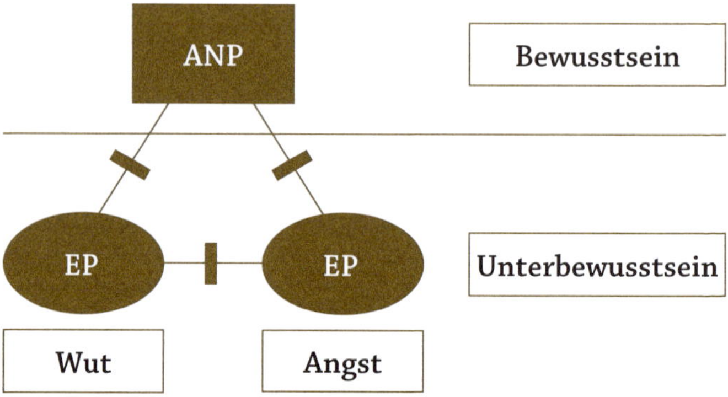

Abb.1 Strukturelle Dissoziation nach Pierre Janet:
ANP: »anscheinend normale Persönlichkeit«, entspricht dem Alltagsselbst
EP: »emotionaler Persönlichkeitsanteil«, beherbergt unerträgliche Gefühle, die ins Unbewusste verschoben werden
Die Balken auf den Verbindungslinien symbolisieren die Kontaktsperre zwischen den einzelnen Persönlichkeitsanteilen

Die innerseelische Blockade – Wenn die Seele abwehrt

Im Dienst der Stabilität der psychischen Strukturen wollen die verschiedenen Selbstanteile nichts voneinander wissen. ANP will nichts von den unerträglichen Gefühlen wissen, die in den EPs vorliegen. Die EPs kommen ebenfalls nicht miteinander zurecht, weil sie widersprüchliche Gefühle enthalten. So haben wir eine massive Störung des innerseelischen Wesensgefüges. Diese Kontaktstörung zwischen ANP und den EPs wird in Abb. 1 mit den Balken auf der Verbindungslinie dargestellt.

FOLGEN DER ABSPALTUNG

Durch Dissoziation werden wir zwar befähigt, eine schreckliche Erfahrung zu überleben, indem das Unerträgliche ins Unbewusste verschoben wird. Aber auf die Dauer führt sie zu einschneidenden Beeinträchtigungen, da sie mit massiven Einbußen der Funktionen im seelischen Gesamtgefüge verbunden ist.

Gefahr für die abgespaltenen Selbstanteile

Wir können uns die EPs, die abgespaltenen Gefühlsanteile, so vorstellen, wie der Betroffene oder das Kind die traumatische Situation damals gefühlsmäßig tatsächlich erlebt hat. Wichtig ist dabei, dass es sich jeweils um kindliche Gefühle handelt. Durch die Dissoziation kommt es nicht zu einer Weiterentwicklung oder Reifung dieser Gefühle. Sie bleiben kindlich. So scheint die Gefahr, die in der Vergangenheit eingewirkt hat, immer noch gegenwärtig zu sein, gefühlsmäßig.

Die verdrängten Gefühle behalten ihre Wucht

Deshalb sind die Gefühle, wenn sich der Traumatisierte später erinnert, genauso heftig und überwältigend, wie sie damals in der traumatischen Situation waren. Solange die innerseelische Blockade besteht, bleiben die verdrängten Gefühle, wenn sie zwischenzeitlich einmal ins Bewusstsein dringen, so machtvoll wie zum Zeitpunkt des Traumas. Dies bewirkt oft entsetzliche Verwirrungen bei den Betroffenen. Sie können mit dem Erlebten nicht »fertig werden«, weil die Erfahrung nicht zu einem Abschluss gebracht werden kann.

Spontane Bewältigung einer traumatischen Erfahrung

Nicht alle Menschen erkranken nach einer traumatischen Erfahrung dauerhaft. Das eingangs beschriebene Beispiel der verschütteten Schulklasse zeigt: Der Junge, der nicht aufgeben wollte und sich immer weiter durch Klopfzeichen bemerkbar gemacht hat, war davon überzeugt, »etwas tun zu können«. Er besaß eine hohe **Selbstwirksamkeit**. Diese ist ein wichtiger Faktor, der dabei hilft, eine traumatische Erfahrung zu bewältigen. Wer sein Leben als verstehbar, im Wesentlichen kontrollierbar und sinnhaft wahrnimmt, wird eher in der Lage sein, eine traumatische Belastung zu verarbeiten, als jemand, der sich zumeist überfordert und unzulänglich fühlt.

Die vier Phasen der Aufarbeitung

Wir unterscheiden beim spontanen Verarbeitungsprozess traumatischer Erfahrung verschiedene Phasen.

1. **Die Phase des »Aufschreis« und der »Verleugnung«**: »Nein, doch nicht mir!« – »Ich glaube das nicht, dass mir das passiert!« – »Das will mir nicht in den Kopf hinein!« Das sind die spontanen Reaktionen des Betroffenen. Wenn es diesem dann gelungen ist, sich

einzugestehen, dass ihn die Katastrophe getroffen hat, folgt

2. **die Phase der »wiederkehrenden Erinnerungszustände«**. Diese ist geprägt von sich aufdrängenden, eindringlichen Erinnerungsbildern an das Geschehene. Sie können wie ein Film ablaufen (Flashback) oder als Träume oder Albträume auftreten. Man nennt diesen Vorgang **Intrusion**. Im Wechsel damit tritt das Bedürfnis nach völligem »Dichtmachen« auf. Der Betroffene will dann nicht von dem Erlebten sprechen, nicht daran denken, ja er vermeidet alles, was ihn daran erinnern könnte. Er fühlt sich dumpf, gefühllos, wie gelähmt. Diesen Vorgang nennt man **Konstriktion**.
3. **Die Phase des »Durcharbeitens«** ist geprägt von einem beständigen Wechsel von Intrusion und Konstriktion. Mal erlebt der Betroffene in seinen »Flashbacks« das Entsetzliche in voller Heftigkeit, mal schaltet er um auf vollkommene Stumpfheit und vermeidet jede Form der Rückerinnerung. Es ist wie das Weben mit einem Weberschiffchen: Durch den ständigen Wechsel zwischen den beiden verschiedenen Zuständen kann es zu einer allmählichen Bewältigung des traumatischen Erlebnisses kommen. Schließlich mündet dieser Verarbeitungsvorgang in
4. **die Phase der »Integration«**. Jetzt kommt es zu einer allmählichen Normalisierung der Gemütslage mit dem Gefühl: »Es ist vorbei – ich habe es überstanden.« Die

> gewaltige Erregung des überwältigenden Erlebens klingt langsam ab. Es bildet sich nun eine »gemäßigte« Erinnerung heraus. Der Gefühlsaufruhr verblasst langsam und macht einer Geschichte Platz, die einen Anfang, eine Mitte und ein Ende hat. Es kommt schließlich zur sinnvollen Einordnung des Erlebten in den Gesamtzusammenhang der eigenen Lebensgeschichte.

Dieser Prozess kann Tage bis Wochen, oft sogar Monate oder gar Jahre dauern. Stets ist dieser Selbstheilungsvorgang von den individuellen Bedingungen der betroffenen Person abhängig, von ihrer seelischen Widerstandskraft und der sozialen Unterstützung aus der Umgebung.

Wenn Trauma krank macht – Die Posttraumatische Belastungsstörung

Der Verarbeitungsprozess führt im besten Fall zum vollkommenen Abklingen der Symptome der akuten Stressreaktion. Das gelingt unter günstigen Bedingungen bei ungefähr einem Drittel der Betroffenen aus eigener Kraft. Bei den anderen kommt es zu einer Art »steckengebliebenem« Verarbeitungsvorgang in der Phase der wiederkehrenden Erinnerungszustände. Die Prozesse von Intrusion und Konstriktion wechseln sich in einem quälenden Kreislauf endloser Wiederholungen ab, ohne dass es zu einem wirklichen Durcharbeiten kommt. Die allmähliche Bewältigung des Erlebten unterbleibt dabei und es kommt zu einer ernsthaften seelischen Erkrankung.

Die Definition der WHO

Im Internationalen Diagnosemanual psychischer Störungen der Weltgesundheitsorganisation, dem ICD-10, wird die »Posttraumatische Belastungsstörung« beschrieben »als eine verzögerte (...) Reaktion auf ein belastendes Ereignis (...). Typische Merkmale sind das wiederholte Erleben des Traumas in sich aufdrängenden Erinnerungen (Nachhallerinnerungen, (Flashbacks)« oder in Träumen »vor dem

Hintergrund eines andauernden Gefühls von Betäubtsein und emotionaler Stumpfheit (...).«

TYPISCHE SYMPTOME DER POSTTRAUMATISCHEN BELASTUNGS-STÖRUNG NACH DEM ICD-10

- *Intrusion: wiederholtes Erleben des Traumas in Flashbacks (Überflutung mit verstörenden Erinnerungsbildern oder -fetzen) und (Alb-)Träumen*
- *Konstriktion: Gefühl von Betäubtsein und emotionaler Stumpfheit, Gleichgültigkeit, Rückzug, Teilnahmslosigkeit und Freudlosigkeit*
- *Vermeidung von Aktivitäten oder Situationen, die Erinnerungen an das Trauma wachrufen können*
- *Vegetative Übererregtkeit mit vermehrtem Schwitzen, Herzklopfen, Unruhe und dauernder Alarmbereitschaft*
- *Übermäßige Schreckhaftigkeit, Reizbarkeit und Schlafstörungen*

Obwohl Trauma und Dissoziation zusammengehören, werden die Dissoziativen Störungen im aktuellen ICD-10 als eigenständiges Krankheitsbild aufgefasst. Daher müssen wir sämtliche Besonderheiten dissoziativer Störungen in das Spektrum der Traumafolgestörungen mit einbeziehen.

Verschiedene Erscheinungsformen von Dissoziation

Der Abspaltungsvorgang bei der Dissoziation kann unterschiedliche Bereiche betreffen:

- Wird **Erinnerung** abgespalten, so spricht man von **Amnesie** (Erinnerungs- oder Gedächtnisverlust). So kann sich zum Beispiel eine Frau, die in der Kindheit sexuellen Missbrauch erlitten hat, oftmals nicht daran erinnern und berichtet lediglich von sexuellen Störungen.
- Werden **Gefühle** abgespalten, sprechen wir von **Affektverflachung.** Der Affektverlust wird von den Betroffenen als emotionale Betäubung beschrieben, als wäre man ein Zombie, ein zweidimensionaler »Pappkamerad« oder ein Roboter.
- Wird die **Selbstwahrnehmung** abgespalten, sprechen wir von **Depersonalisation**. Hier sind Entfremdungsgefühle der eigenen Person oder dem eigenen Körper gegenüber charakteristisch. Die Betroffenen sehen sich »wie von außen«, wie aus weiter Ferne und erleben ihren Körper als irgendwie leblos, abgelöst und anormal.
- Ebenso kann es zu **Fremdheitserleben** der Umgebung oder anderer Menschen kommen, dann spricht man von **Derealisation**. Die Welt wird als farblos, das Leben als künstlich oder wie auf einer Bühne oder im Traum wahrgenommen.

Im Zuge dissoziativen Erlebens kann es auch zum Verlust der Bewegungsfähigkeit, des Sprechens oder anderer Sinnesfähigkeiten kommen; aber es können auch zusätzliche Sinnesinhalte auftreten in Form von inneren »Stimmen« oder wahnhaften Sinneswahrnehmungen. Bei extrem Traumatisierten ist es daher mitunter schwierig, das Krankheitsbild von einer Psychose zu unterscheiden, da es wie eine halluzinatorische Schizophrenie erscheinen kann.

Somatoforme Störungen – Körperliche Beschwerden, die seelisch verursacht werden

Die somatoformen Störungen gehören zu den häufigen Begleiterscheinungen einer traumabezogenen Erkrankung. Es handelt sich um Funktionsstörungen von Organsystemen, die weitgehend vom vegetativen Nervensystem versorgt werden: vor allem um das Herz-Kreislauf-System, das Atmungssystem, das Magen-Darm-System und das Urogenitalsystem. Durch die dauerhafte Überstimulation des vegetativen Nervensystems kann es zu entsprechenden Symptomen bei den einzelnen Organsystemen kommen.

- Herz-Kreislauf-System: Herzklopfen und -stolpern, Zittern, Erröten, Schwitzen
- Magen-Darm-System: dauerndes Aufstoßen oder Schluckauf, Sodbrennen, Magenreizung und/oder Magenkrämpfe, Blähungen, Reizdarm, Durchfall

- Atmungssystem: Atemnot, psychogener Husten, Hyperventilation
- Urogenitalsystem: Brennen beim Wasserlassen, dauernder Harndrang, sexuelle Störungen

Den aufgeführten Störungen ist gemeinsam, dass keine nachweisbare physische Erkrankung der jeweiligen Organsysteme vorliegt. Die Störung beruht auf der kontinuierlichen Alarmsituation des Organismus. Der Körper reagiert so, als würde die Gefahrensituation noch immer fortbestehen.

Begleiterkrankungen

Häufig sind die Posttraumatischen Belastungsstörungen von weiteren psychischen Krankheitsbildern begleitet. Es sind insbesondere: depressive Störung und Angststörung, Zwangsstörung und chronisches Schmerzsyndrom sowie Essstörungen und Suchterkrankungen.

Dieses gemeinsame Auftreten mit anderen Erkrankungen nennt man **Komorbidität**. Der Missbrauch von Alkohol, Drogen oder Medikamenten ist als Versuch zu verstehen, sich vor den überwältigenden Gefühlen von Angst, Ohnmacht und Hilflosigkeit zu schützen, hat jedoch jeweils eigenen Krankheitswert.

Die Komplexe Posttraumatische Belastungsstörung

Bei wiederholt auftretenden Traumaerfahrungen in frühem Kindesalter kommt es oftmals zu einer schwereren psychischen Störung als bei einmaliger Traumatisierung in späterem Lebensalter. Wir sprechen dann von einer Komplexen Posttraumatischen Belastungsstörung. Neben den Symptomen der Einfachen Posttraumatischen Belastungsstörung kommt es zusätzlich zu Beziehungsstörungen, einem negativen Selbstkonzept sowie Störungen der Gefühlswahrnehmung und -regulation.

Ist die Partnerbeziehung gestört?

Beziehungsstörungen basieren auf den häufigen, widersprüchlichen Reaktionen: »Mal so – dann wieder ganz anders.« Sie hängen davon ab, ob Ihr Gegenüber gerade im heftigen Wiedererleben oder eher in der Phase des »Dichtmachens« ist.

Auch ist die ständige Anspannung, in der die Betroffenen sind, nicht eben hilfreich für den gelassenen Umgang mit Alltagsproblemen. Leicht kann ein Konflikt wie eine Gefahrensituation erlebt werden und es kommt zu einer heftigen »traumatischen Schleife«, in der alles erneut passiert, was wir vom traumatischen Ablauf bereits wissen. Der Traumatisierte befindet sich dadurch dauerhaft in einer inneren Notlage. Dadurch gelingt es ihm oft nicht, angemessen und mitfühlend mit dem Partner oder Freund umzugehen.

Was ist ein negatives Selbstkonzept?

Häufig sind schwer Traumatisierte davon überzeugt, sie seien durch das, was ihnen geschehen ist, dauerhaft entwertet. Sie fühlen sich entwürdigt und in ihrem Kern wie vernichtet. Sie halten sich für unwert, überhaupt zu existieren.

Das ostpreußische Dorf

Eine meiner ersten Psychotherapieklientinnen, eine ältere Dame, stammte aus einem Dorf in Ostpreußen. In den Kriegsjahren hatte die Mutter sie bereits als kleines Mädchen prostituiert. Sie wurde zum reichen Bauern geschickt, um dort Lebensmittel zu erbetteln. Dabei musste sie sich von dem Mann überall anfassen lassen. Weglaufen und ohne Essen nach Hause kommen durfte sie nicht, sonst hätte die Mutter sie geschlagen. Sie musste alles über sich ergehen lassen und dann mit den mageren Gaben nach Hause gehen. Und der Bauer war nicht der Einzige. Es gab auch den Schuster, bei dem sie betteln musste, oder andere Männer, die zu ihnen in die ärmliche Hütte kamen und die der Mutter dann etwas dafür gaben, dass die Kleine ihnen zu Willen war. Sie sagte mir oft, dass sie niemals in ihr Dorf zurückkehren könne. Alle wüssten ja um ihre Schande. Mit »alle« meinte sie die Missbraucher und diejenigen, die »es wussten«, ihr damals aber nicht geholfen hatten. Sie sei eine »Beschmutzung« für das ganze Dorf und könne deswegen nie mehr zurück.

Wenn ein Mensch sich so fühlt, dann kann er sich nicht vorstellen, dass er Respekt und Wertschätzung verdienen könnte. Selbst wenn ihm Zuneigung und Liebe entgegengebracht werden, kann er sie nicht wirklich annehmen. Vor allem kann er nicht daran glauben, dass diese Gefühle echt und verlässlich sind und dass er nicht den altbekannten Preis dafür zahlen muss.

Störungen der Gefühlswahrnehmung und Gefühlssteuerung

Basale Gefühle wie Angst, Ärger, Wut oder Trauer können nicht deutlich wahrgenommen und unterschieden werden. So kann es leicht passieren, dass sich Ihr Angehöriger wütend gebärdet, während er in Wirklichkeit eigentlich zutiefst traurig ist. Er »flüchtet« sich dann in die Wut, da er sich dabei nicht so ausgeliefert fühlt wie bei Trauer oder Schmerz. Aber er kann diese Gefühle nicht richtig wahrnehmen und auch nicht voneinander unterscheiden.

Dadurch passiert es leicht, dass er von einem Gefühl überwältigt und zu spontanen Handlungen hingerissen wird. Er kann bei starken Gefühlen nicht eine gewollte Pause machen, tief durchatmen und erst mal in aller Ruhe überlegen, was zu tun ist.

Das Zusammenleben mit einem Traumaüberlebenden

Aus Ihrem Lebensalltag wissen Sie bereits besser als jeder andere, dass das Zusammenleben mit einem Traumaopfer alles andere als einfach ist. Nach diesen Ausführungen werden Sie hoffentlich verstehen, warum das so ist.
Empathie und Mitgefühl sowohl mit dem Gegenüber als auch mit sich selbst sind sicher die wesentlichen Voraussetzungen für ein gelingendes Miteinander. Sofern Ihr Angehöriger schon lange unter den oben beschriebenen Symptomen leidet, sollten Sie ihn motivieren, sich psychotherapeutische Unterstützung zu holen. Dabei ist wichtig, dass Sie einen in der speziellen traumabezogenen Therapie ausgebildeten und erfahrenen Therapeuten suchen.

Was in der Traumatherapie passiert

Das zentrale Anliegen einer traumaspezifischen Psychotherapie ist die Überwindung der beschriebenen innerseelischen Blockierung zwischen dem Alltagsselbst und den abgespaltenen Gefühlsaspekten. Durch die Dissoziation bleiben die abgespaltenen Gefühlsanteile in dauernder Alarmbereitschaft. Die EPs sind davon überzeugt, dass die Gefahr weiterhin besteht, und können sich nicht an der realen Gegenwart orientieren. Dadurch befindet sich der Betroffene in ständiger Alarmbereitschaft. Als würde die Bedrohung fortbestehen. Die Transmitter sind dauerhaft erhöht, der Körper befindet sich in chronischer Verteidigungshaltung. Die Anspannung ist unerträglich hoch, was zu erhöhter Reizbarkeit und Schlafstörungen führt und – wie oben beschrieben – körperliche und seelische Begleiterkrankungen bewirken kann. Im Gehirn besteht eine Störung der normalen Wahrnehmungsverarbeitung. Die Mandelkerne feuern wie verrückt, Angst und Panik überfluten den Organismus.
Die abgespaltenen Gefühlsinhalte (EPs) sind auf einem kindlichen Entwicklungsniveau verblieben und ihre soziale Kompetenz ist nicht ausgereift. Damit sind die Handlungsmöglichkeiten auch auf kindliche Lösungen beschränkt. Die einzige Erlösung aus diesem Dilemma ist die Überwindung der Kommunikationssperre zwischen dem Alltagsselbst (ANP) und den abgespaltenen Gefühlsinhalten (EPs).

Es muss zu einem innerseelischen »Gespräch« kommen, bei dem das Alltagsselbst anerkennt, dass tatsächlich etwas Entsetzliches geschehen ist. Und die EPs müssen langsam die Einsicht entwickeln, dass die Gefahr nun vorüber ist und eine dauernde Alarmbereitschaft zur Selbstverteidigung nicht mehr notwendig ist.
Und das ist schwer. Das erfordert die bewusste Einlassung auf das erlebte Entsetzliche mit all seinen überwältigenden und unerträglichen Aspekten. Die Phasen des »Durcharbeitens« und der »Integration« sind notwendig, um aus dem Teufelskreis der ständigen Wiederholung von Intrusion und Konstriktion herauszutreten. Die Integration des Erlebten ist das Ziel einer gelingenden Psychotraumatherapie. Durch die Integration wird schlussendlich die andauernde Alarmsituation beendet. Die vegetative Überstimulation des Organismus flaut langsam ab. Die Gehirnfunktion reguliert sich, genauso wie die Stoffwechselsituation. Herzfunktion und Atmung können in ihre Balance zurückfinden – die Symptome von Überanspannung lassen nach. Das Trauma verliert seine überwältigende Macht und wirft nicht mehr seine verstörenden Schlagschatten auf die Gegenwart. Das Erlebte wird zu einer Geschichte, die überstanden ist.

KAPITEL 2

Hilfe für Angehörige und Freunde von Betroffenen

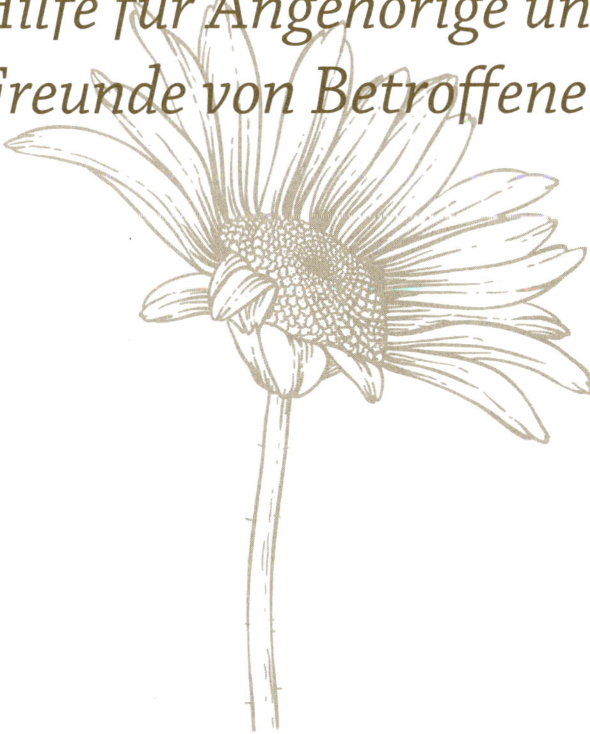

Betroffene und deren Angehörige erzählen

Um die besonderen Erfahrungen und Schwierigkeiten zu verstehen, die sich im Zusammenleben mit schwer traumatisierten Personen ergeben, schauen wir in Interviews auf konkrete Situationen. Es handelt sich dabei um reale Fälle. Wir waren froh, Angehörige für diese Befragung zu finden. Es ist so, dass bei Gewalterfahrungen innerhalb der Herkunftsfamilie die Traumatisierten oft den Kontakt zu ihren Verwandten abbrechen, besonders zum Täter und den an der Gewaltanwendung teilnehmenden Personen, aber auch zu den Müttern, Geschwistern und anderen Familienangehörigen, selbst wenn diese nicht aktiv an der Gewaltanwendung beteiligt waren. Sie haben dem betroffenen Kind oder Jugendlichen nicht den nötigen Schutz bieten können, sondern weggeschaut. Und dies wird von den Betroffenen oft als genauso verletzend empfunden wie die Handlungen des Täters selbst.

Folgende Fragen beschäftigten uns bei den Interviews:

- Was wissen die Angehörigen über das Trauma ihrer Bezugspersonen und wie stehen sie dazu?

- Welche Veränderungen haben die Angehörigen bei den Bezugspersonen im Lauf der Zeit wahrgenommen und welche Bedeutung haben diese Veränderungen für sie?
- Was sind die schönsten bzw. unschönsten Erinnerungen im Beziehungsverlauf mit den Traumatisierten?
- Haben die Angehörigen im Lauf der Zeit psychische und/ oder körperliche Beschwerden entwickelt? Haben sie in diesem Zusammenhang Unterstützung von anderen Menschen bekommen? Haben sie je therapeutische Hilfe in Anspruch genommen?
- Welche Fähigkeiten und Ressourcen haben die Angehörigen in der Beziehung zu den traumatisierten Bezugspersonen über die Zeit entwickelt? Was hilft ihnen aktuell am meisten, um mit den Bezugspersonen zurechtzukommen?

Die traumatisierten Bezugspersonen befanden sich zum Zeitpunkt der Interviews in psychotraumatherapeutischer Behandlung bei einer der Autorinnen. Sie hatten sexuelle oder körperliche sowie emotionale Gewalt während der Kindheit und Jugend innerhalb ihrer Familien erfahren. Täter waren im Falle unserer Befragungen ein Vater, ein Onkel, zwei Großväter und ein Stiefbruder.
Es kommen Angehörige und eine Freundin zu Wort. Wir sind davon überzeugt, dass psychosoziale Hilfsangebote für diese Menschen nur darauf basieren können, dass ihre Erfahrungen, ihr Bedarf an Unterstützung und ihre Fragen bekannt werden.

Erstes Interview: Die Freundinnen Annalena und Janet

Die Freundin Annalena ist zum Zeitpunkt des Interviews 28 Jahre alt (1992 geboren), lebt in fester Partnerschaft und hat keine Kinder. Sie hat selbst keine schwerwiegenden biografischen Belastungen erlebt. Zurzeit macht sie eine Ausbildung zur Psychotherapeutin, nachdem sie den Master in Psychologie absolviert hat. Sie kennt ihre traumatisierte Freundin Janet schon seit der Grundschulzeit, eng befreundet sind sie seit 13 Jahren.

Die Betroffene Janet ist genau wie ihre Freundin Annalena 28 Jahre alt, verheiratet und hat mit ihrem Mann eine gemeinsame Tochter im Vorschulalter. Zurzeit befindet sie sich kurz vor Ende ihres Psychologiestudiums. Seit vielen Jahren leidet sie unter depressiven Symptomen mit trauriger Stimmung, plötzlichen Weinkrämpfen, Konzentrationsstörungen, massiven Überforderungsgefühlen, gelegentlichen Panik- und Angstgefühlen, Antriebslosigkeit und Erschöpfung, zeitweise Schlafstörungen. Sie spürt ihren Körper kaum und hat Schwierigkeiten, sich emotional auf eine sexuelle Begegnung mit ihrem Mann einzulassen. Diese ist oft mit Krämpfen und Schmerzen verbunden und Janet empfindet dabei wenig bis keine Lust. Seit dem Säuglingsalter leidet sie unter wiederkehrenden Harnwegsinfekten. Seit einem Jahr (nach Beginn der Psychotherapie) hat sie Flashbacks in Form von Albträumen mit sexualisierten Inhalten von ihrem Vater. Bei der Thematisierung ihrer Lebensgeschichte reagiert sie dissoziativ, mit Blockaden, Sprachlosigkeit, Starre und Depersonalisation. Sie hat keine Erinnerungen an ihr Familienleben vor dem zwölften Lebensjahr, kann eigene Emotionen schwer benennen und zeigt insgesamt wenige Affekte (Affektverflachung).

Wie erlebt die Freundin die Situation?

Annalena kennt die Herkunftsfamilie ihrer Freundin schon lange und recht gut. Zur Mutter hatte sie immer ein positives Verhältnis. Diese ist freundlich und herzlich, kann aber nicht leicht über ihre eigenen Gefühle sprechen und hat immer viel über Arbeit kompensiert. Den Vater erlebt Annalena als problematisch. Er ist wegen seiner Alkoholabhängigkeit oft nicht präsent und ist schwer einzuschätzen. Wenn sie die Familie zusammen mit der Freundin trifft, gerät sie in Loyalitätskonflikte und es fällt ihr schwer, bei sich zu bleiben. Sie weiß oft nicht so recht, wie sie mit den Angehörigen von Janet umgehen soll.
Das Thema Trauma steht zwischen den Freundinnen noch nicht lange im Raum. Das hängt zum einen damit zusammen, dass sich Janet gar nicht an die Inhalte ihrer Kindheit erinnern kann, zum anderen aber auch mit ihrer Sprachlosigkeit. Annalena hat Fantasien und Ideen über Janets

traumatische Erfahrungen, aber es gibt keine konkret greifbaren Ereignisse, die benannt werden könnten. Aufgrund der schweren Symptome ihrer Freundin kann Annalena sich vorstellen, dass es um emotionale Vernachlässigung mit körperlicher Gewalt und eventuell auch sexuellen Übergriffen gehen könnte.

Annalena ist froh, dass die Freundin seit anderthalb Jahren eine Psychotherapie macht. Dass sie sich Unterstützung für ihre Schwierigkeiten im Alltag und für das Emotionale gesucht hat, ist schon eine positive Veränderung. Jetzt erlebt Annalena an der Freundin eine neue Offenheit, sich tatsächlich mit ihren Schwierigkeiten auseinanderzusetzen, hinzuschauen und durch den Schmerz zu gehen. Vorher war Janet viel depressiver und emotional viel weniger schwingungsfähig. Diese Veränderung hat einen positiven Einfluss auf ihrer beider Beziehung. Vorher wusste Annalena manchmal nicht, was sie sagen darf und was nicht. Sie musste viel vorsichtiger sein und stets auf die Stimmung ihrer Freundin achten. Mitunter konnte sie sehr abwehrend oder sogar abweisend sein, das ist inzwischen anders. Zwar kann sie immer noch nicht in jeder Situation mit Janet über schwierige Dinge sprechen, aber der Kontakt ist jetzt ein anderer. Es gibt ein besseres Resonanzerleben mit ihr, sie schwingt mit. Emotional kann sie mehr in der Beziehung zulassen, auch wenn es um schwierige Gefühle wie Traurigkeit oder Wut geht. Die Freundin lässt sich von ihr im Kontakt berühren und gibt dies auch zurück, das ist total schön.

Ihr fallen viele gute Erinnerungen mit Janet ein. 2011, nach dem Abitur, sind sie zusammen nach Bulgarien an den Goldstrand geflogen. Die Freundin war fröhlich, beseelt, ausgelassen, hatte eine ausgesprochene Leichtigkeit. Sie konnten zusammen feiern und eine gute Zeit haben. Da war Janet nicht so kontrolliert, sondern konnte alles auf sich zukommen lassen. Eine weitere schöne Erinnerung bezieht sich auf ihre Mädelsgruppe. Zu dritt fahren sie gern für ein verlängertes Wochenende weg oder mal länger nach Holland. Diese Zeiten sind unkompliziert, egal wie lange sie sich vorher nicht gesehen haben. Sie können immer wieder gut anknüpfen, sich austauschen und nah sein.

Darüber hinaus hat Annalena mit Janet zweieinhalb Jahre zusammengewohnt. In dieser Zeit hat die Freundin ihr Kind im Haus geboren. Diese Hausgeburt war für Annalena eine der wunderbarsten Erfahrungen mit Janet. Sie begleiten zu dürfen war das totale Geschenk.

Aktuell ist es am beglückendsten in der Beziehung, dass die Freundin offen zu ihr ist und sie an ihrem Aufarbeitungsprozess teilhaben lässt. Es ist für Annalena eine beeindruckende Erfahrung, ihre Freundin emotional so deutlich »spüren« zu können, statt immer wieder an eine »graue Wand« zu stoßen.

Unschöne Erinnerungen mit der Freundin kann sie nicht genau fassen oder mit konkreten Situationen verknüpfen. Es war immer mal wieder schwierig mit ihr. Manchmal strahlte Janet ihre depressive Stimmung so intensiv aus, dass Annalena es kaum aushalten konnte. Es waren alltägliche Momente, die schwierig mit ihr waren. Häufig signalisierte sie: »Lass mich!«, aber dabei ging es ihr so schlecht, dass Annalena innerlich in schwere Bedrängnis kam. Sie wusste dann nicht, was sie machen sollte: auf die Abweisung reagieren und ihre Freundin in Ruhe lassen oder doch eher auf den emotionalen Hilferuf hören und ihr beistehen in ihrer Not. Die schwierigsten Momente waren vor allem in der Zeit, als sie zusammengewohnt hatten. Da hat sie alles hautnah mitbekommen. Aktuell ist das Schwierigste für Annalena, nicht zu wissen, ob sie ausreichend für die Freundin da sein kann, weil sie viel zu tun hat. Wenn es Janet sehr schlecht geht, wäre sie gern mehr für ihre Freundin da, aber gerade kann sie das oft nicht und manchmal fühlt sie sich deshalb schuldig. Sie bemüht sich darum, sich freundlich abzugrenzen und sich nicht immer für Janet verantwortlich zu fühlen. Sie versucht zu unterscheiden: »Okay, das ist meins, nicht ihres.« Annalena beschreibt, sich früher manchmal auch depressiv verstimmt oder hilflos ohnmächtig gefühlt zu haben, so wie ihre Freundin Janet. Wenn ein beklemmendes Gefühl da war, dann hatte sie körperliche Symptome, wie Druck auf der Brust oder Kopfschmerzen. Sie war deswegen ambulant in Therapie, allerdings nicht wegen der Schwierigkeiten mit ihrer Freundin.

In der Beziehung zu Janet hat Annalena neue Fähigkeiten entwickelt. Zum Beispiel hat sie gelernt, sich abzugrenzen und zu trennen zwischen den eigenen Angelegenheiten und denen der Freundin. Früher, als es Janet noch schlech-

ter ging als jetzt, hat sie ihr öfter Angebote gemacht, die Janet aber ablehnte. In der Folge übte sich Annalena darin, ihrer Freundin die eigenen Erwartungen nicht überzustülpen. Oft hätte sie ihr sagen wollen: »Mach doch eine Therapie, mach doch dies, mach doch das«, aber Janet hat ihr eigenes Tempo. Es ist wichtig, dass sie in ihrem Tempo handelt. Daraus hat Annalena eine Ressource entwickelt: sich auf die eigenen Bedürfnissen zu konzentrieren, anstatt der Freundin eigene Vorstellungen überzustülpen.
Aktuell üben sich die beiden in einer klaren und direkten Kommunikation. Annalena kann sich dadurch besser abgrenzen und beide kommen in einen authentischen Kontakt. Janet hat jetzt eine neue Offenheit und fragt manchmal Sachen wie: »Hm, wie hast du mich da und da wahrgenommen?« Das ist entlastend für Annalena, da sie sich nun nicht mehr so zurückhalten muss wie früher, auch bei schwierigen Themen.
Annalena ist gespannt, wie die Freundin mit der Frage umgehen wird, was in der Familie konkret vorgefallen ist. Janet kann sich an vieles aus ihrer Vergangenheit, insbesondere ihrer Kindheit, nicht erinnern. Annalena fragt sich, ob diese fehlenden Erinnerungen im Rahmen der Therapie wiederauftauchen werden, und hofft für Janet, dass sie diese dann auch annehmen und integrieren kann. Auch wünscht sie ihr, dass sie damit zurechtkommt, wenn keine solchen Erinnerungen auftauchen werden. Es geht um die Frage nach der eigenen Identität: »Wer bin ich, und wie bin ich zu dem ge-

worden, was ich bin?« Sie wünscht ihrer Freundin, dass sie ihren Weg damit findet und das Gefühl von Identität bekommt. Viele der Symptome und manche rätselhaften Verhaltensweisen würden dadurch einen Sinnzusammenhang bekommen.

Sie hofft, dass sie einander verbunden bleiben und den Kontakt halten werden. Sie wünscht sich, dass sie einander auch zukünftig begleiten und am Leben der anderen teilhaben können. Eigentlich wünscht sie für sich selbst, die Freundin begleiten zu dürfen: dass die Freundin sie an ihrer Aufarbeitung teilhaben lässt und sie für sie da sein darf.

Was erfahren wir aus diesem ersten Beispiel?

Es ist bisher wenig erforscht, welche Belastungen eine Freundschaft zu traumatisierten Menschen mit sich bringt. In unserem Beispiel finden wir folgende **beziehungserschwerende Verhaltensweisen** aufseiten der traumatisierten Person:

- ihr immer **wiederkehrendes abweisendes Verhalten,**
- ihre **Neigung, sich aus dem Kontakt zurückzuziehen,**
- sowie ihre **Neigung, zeitweise den Kontakt einseitig auf ihre Bedürfnisse** hin zu fokussieren.

Die Freundin Annalena muss zeitweise allein die Aufgabe übernehmen, ihre Freundschaft am Leben zu erhalten.

Wir haben eingangs thematisiert, was besonders anfällig für Traumatisierung macht, und festgestellt, dass ein junges Lebensalter sowie traumatische Erfahrungen in der Familie dazu zählen. Beide Faktoren spielen bei Janet eine Rolle. Es bestehen **familiäre Vorbelastungen mit traumatischen Erfahrungen**. Die Eltern sind polnische Aussiedler und in der Familie des Vaters spielte Alkohol und Gewalt eine große Rolle. Auch Janets Vater ist Alkoholiker, was die Ehe der Eltern erheblich belastete. Sie stritten oft und konnten sich dadurch nicht angemessen um Janet kümmern. Dadurch erlebte sie schon in ihrer **frühen Kindheit** Vernachlässigung, dauernde Anspannung und emotionale Gewalt. Weil die Konflikte der Eltern ständig in gewalttätigen Streit ausarteten oder aber totgeschwiegen wurden, lernte sie auch nicht, wie man Konflikte angemessen bewältigt.

Janet zeigt eine **Vielfalt von Symptomen**. Sie erkrankt an einer Depression und leidet seit Beginn ihres sexuellen Lebens auch an Krämpfen beim Geschlechtsverkehr. Dieses Symptom nennt man Vaginismus. Im Grunde besteht eine allgemeine, dauerhafte Verspannung. Zudem weisen die schon in der Kindheit auftretenden Blasenentzündungen auf Störungen im Bereich des Urogenitalbereichs hin, wodurch sich der Verdacht aufdrängt, dass auch sexuelle Grenzüberschreitungen stattgefunden haben können. Dieser Verdacht wird zudem erhärtet durch die Albträume von ihrem Vater. Es bestehen außerdem dissoziative Symptome und Gefühlsverflachung (s. erstes Kapitel).

Zweites Interview: Die Ehepartner Daniel und Sandra

Paarbeziehungen bringen besondere Belastungen und Chancen mit sich, sowohl für die traumatisierte Person als auch für den Partner. Die Betroffenen können in der Partnerschaft sowohl retraumatisierende als auch korrigierende Beziehungserfahrungen machen. Die Beziehung kann Belastungen und Entwicklungschancen für den Partner beinhalten.

Die Betroffene, Sandra, ist 58 Jahre alt und lebt seit 35 Jahren mit ihrem Partner zusammen, verheiratet sind sie seit 1995 und sie haben einen gemeinsamen 26-jährigen Sohn. Seit zwei Jahrzehnten leidet Sandra unter chronischer Depression mit massiven Überlastungsgefühlen und Erschöpfung. Hinzu kommen psychosomatische Beschwerden wie Neurodermitis, Allergien und chronische Bronchitis. Außerdem leidet sie an massiven dissoziativen Zuständen mit Depersonalisation, zeitlicher Desorientierung und Erinnerungslücken, die auch die nahe Vergangenheit betreffen können (Amnesien). Sie spürt ihre untere Körperhälfte kaum und hat emotionsgeladene Körperflashbacks mit Schmerzattacken. Zudem ist sie regelmäßig auftretenden Essattacken ausgesetzt, die in den letzten Jahren zu einer massiven Gewichtszunahme geführt haben. Seit 2017 kann

sie ihren Beruf als Landschaftsarchitektin nicht mehr ausüben und ist inzwischen berentet.
In ihrer Kindheit war sie vom 6. bis zum 16. Lebensjahr von ihrem Großvater mütterlicherseits missbraucht worden. Der Missbrauch hat zunächst nur sporadisch an Besuchswochenenden stattgefunden. Später aber hat der Großvater bei der Familie gelebt und in der Zeit zwischen ihrem 13. und dem 16. Lebensjahr hat er sie regelmäßig missbraucht. Die Mutter hat den Inzest jahrelang gedeckt und totgeschwiegen. Zudem erinnert sich Sandra an sexuelle Übergriffe durch den alkoholkranken Bruder ihres Vaters im Vorschulalter. Später, als Sandras Vater schon im Rentenalter war, kam ans Licht, dass dieser Bruder auch verschiedene andere Mädchen der Familie missbraucht hat und zunehmend dem Alkohol verfallen war. Immerhin hat der Vater darauf reagiert und dem Onkel Hausverbot erteilt.
Schon in ihrer Kindheit hat Sandra als psychosomatische Erkrankung eine schwere Neurodermitis (Hautekzem mit Jucken und Nässen) entwickelt. Bis zum 15. Lebensjahr hatte sie Untergewicht, außerdem litt sie an Albträumen und fiel in der Schule durch Leistungsabfall auf.

Zum Zeitpunkt des Interviews ist Daniel 63 Jahre alt und als Landschaftsarchitekt tätig. Er hat in seiner Biografie keine traumatischen Erfahrungen durchgemacht, dafür aber manche, die im Umgang mit seiner traumatisierten Frau für ihn hilfreich sind. Seine Familie stammt aus

Schlesien/Polen, die Familie seiner Frau dagegen aus Königsberg/Galizien. In beiden Familien finden sich Bergleute und Arbeiter. Eine wichtige Person war für ihn sein Urgroßvater mütterlicherseits, der als KPD-Mitglied sechs Jahre im KZ verbracht hat und hinterher keine Opferentschädigung bekam. Daniel hat sich deswegen intensiv mit dem Nationalsozialismus und dem Thema Ungerechtigkeit beschäftigt und kann sich daher gut in die Rolle der Opfer hineinversetzen. In seiner Ehe ist er deswegen auch bereit, sich selbst in dieser Hinsicht jederzeit zu überprüfen.

Wie erlebt der Partner die Situation?

Daniel weiß, dass es sich beim Trauma seiner Frau um sexuellen Missbrauch in ihrer Familie durch zwei Täter – Großvater und Onkel – handelt. Die Familie seiner Frau, insbesondere die Mutter, deckte den Inzest lange. Dies führte dazu, dass seine Haltung Sandras Familie gegenüber immer distanzierter wurde. Irgendwann konfrontierte Sandra ihre Eltern mit dem Missbrauch durch den Großvater. Damit hat sie das von der Mutter verhängte Tabu gebrochen und wurde nun zum schwarzen Schaf der Familie. Die Mutter geriet danach in eine extreme psychische Krise. Dadurch wurde klar, dass die Mutter selbst von ihrem Vater missbraucht worden war. Dies war vermutlich auch der Grund für ihr Stillschweigen. Es stellte sich zuletzt sogar heraus, dass auch die jüngere Schwester von Sandra vom Großvater missbraucht worden war. Nach all diesen Entdeckungen brach Sandra den Kontakt zu ihrer ganzen Familie ab. Aus Daniels Sicht war dieser Bruch mit der Familie für Sandra sehr bedeutsam. Sie war früher diejenige, die immer nur arbeiten musste; aktuell entfaltet sie erstaunliche künstlerische Fähigkeiten. Erst nach dem Bruch mit der Familie konnte sie sich selbst begegnen.

Daniel beschreibt, dass seine Frau am Anfang ihrer Therapie von ihm wegdriftete. Sie erschien ihm wie ein Holzboot auf dem Wasser, das in irgendeine Richtung trieb. Sie veränderte sich, aber er blieb wie durch einen Faden mit ihr verbunden. Zwei Holzschiffchen auf einem strömenden Wasser, die miteinander verbunden sind. Er sagt, jede Partnerschaft hat ihr eigenes Koordinatensystem, vielleicht sogar ein relativ fixes Koordinatensystem, wenn sie gesund ist. Im Rahmen einer Therapie geschieht aber ein fortlaufender Prozess der Veränderung und der führt zu einer Koordinatenverschiebung. Als Partner muss man sich immer wieder neu ausrichten, sonst geht alles kaputt.

Das Band zwischen den beiden Holzschiffchen kann man länger oder kürzer werden lassen, aber sie müssen sich immer wieder neu ausrichten, um verbunden zu bleiben. Als Partner einer traumatisierten Person muss man Standfestigkeit und Flexibilität gleichzeitig leben. Auch wenn es oft schwerfällt, müssen die seelischen Instabilitäten des traumatisierten Partners gesehen und verstanden werden; der jeweils neue therapeutische Erkenntnisstand muss akzeptiert werden und auf der eigenen Seite müssen eigene Ansprüche zum Teil vollkommen zurückgestellt werden – oder die Beziehung geht zwangsläufig kaputt.

Manche Veränderungen hatten enorme Konsequenzen für die Beziehung, berichtet Daniel. Zum Beispiel sagte ihm Sandra irgendwann: »Selbst du als mein Mann und mein Partner bist doch auch ein Mann und das ist schädlich für mich. Hast du sexuelle Ansprüche: No-Go! Bist du unrasiert: No-Go! – Denn die Täter hatten Bart. Du riechst nach Mann, du benimmst dich wie ein Mann, du sprichst wie ein Mann, du machst Witze wie ein Mann. Das ist schlimm für mich, das halte ich nicht aus. Das triggert und verwirrt mich. Stell das bitte alles ab!!« Daniel sagt: »Man kann das aber nicht alles grundsätzlich abstellen. Schließlich bleibt man ein Mann. Aber man kann versuchen, bestimmte Belastungsspitzen zu vermeiden. Das heißt nicht, ein Softie zu werden oder mit Frauenkleidern herumzulaufen, aber es gibt einen klaren Regelkanon, was alles nicht geht.«

Daniels schönste Erinnerungen mit seiner Frau beziehen sich auf ihre Schwangerschaft. In dieser Zeit fühlte sie sich pudelwohl, trotz aller Belastungen und Veränderungen, die eine Schwangerschaft mit sich bringt. Sie war tausendprozentig zufrieden, glücklich und strahlte bis zum Schluss. Für beide war es eine super Zeit. Es kam dann leider nicht zur natürlichen Geburt und die Ärzte schlugen einen

Kaiserschnitt vor. Und danach war es das totale Desaster! Vom tausendprozentigen Glücksgefühl ging es für Sandra ins tausendprozentig Negative hinein. Ab da kam es zur Entfremdung, zu einer Schwangerschaftsdepression und zu Wahrnehmungsstörungen und Schmerzen im Unterleib.
Besonders bewundernswert ist bei seiner Frau ihre unglaubliche Lebenskraft. Es gibt bei ihr einen Kern, der nicht zerbrochen ist, einen atomaren Kern, der diese Kraft hat, diese Energie, die ihr ermöglicht, sich dem Schrecklichen zu stellen, sich immer wieder neu auszurichten und über der Wasseroberfläche zu bleiben. Es ist ein Lebensort, da kommt viel Positives her. Das ist die Gabe, warum sie in all den belastenden Jahren nicht vor die Hunde gegangen ist.
In der Beziehung sieht Daniel auch schöne Aspekte, zum Beispiel gibt es immer wieder Phasen, in denen sich miteinander eine positive Entwicklung ergibt. Sandra und er haben gemeinsame Zukunftsperspektiven, sind nicht gegen eine Wand gefahren. Es gibt immer eine Weiterentwicklung, das ist lebensbejahend. Sie haben gemeinsame Interessen und machen Sachen gemeinsam. Genauso gut gibt es mittlerweile auch Zeiten, in denen sie mehr Getrenntsein brauchen, wie etwa einmal im Jahr getrennt Urlaub zu machen.
Daniel fühlt sich in seinem Leben enormen Belastungen ausgesetzt. Zu Hause ist am schlimmsten für ihn das

Chaos, die Unordnung in der Wohnung. Die Krankenkasse finanziert Sandra einen »Coach«; mit ihm trifft sie sich einmal in der Woche. Er hilft ihr, sich zu organisieren und Sachen zu sortieren, die in Unordnung sind. Das ist immerhin eine Entlastung.

Aber auch im Beruf wird Daniel viel abverlangt. Er muss dort viel Energie investieren, obwohl die eigenen Kräfte weniger werden. Er sieht das Risiko, irgendwann zusammenzubrechen. Berufsbedingt ist er zwölf Stunden am Tag weg, und wenn er wieder zu Hause ist, kümmert er sich um den Haushalt. Dadurch kommt er immer wieder an seine Grenzen. Durch das Älterwerden wird es für ihn immer anstrengender. Er muss noch drei Jahre arbeiten und der Arbeitsdruck bleibt natürlich weiterhin gleich.

Therapeutische Hilfe hat er für sich selbst nicht in Anspruch genommen. Er vermutet, dass er das vermeidet, aus Angst, dass der Therapeut feststellen könnte, dass die Beziehung keine Perspektive hat. Unterstützung gab es für ihn indirekt in Form von zwei Paarberatungen, die konstruktiv und hilfreich waren. Er findet es jedoch eigentlich sehr wichtig, dass die Angehörigen von traumatisierten Menschen auch therapeutisch begleitet werden. Schließlich fühlen sie sich den Prozessen einer auseinanderdriftenden Beziehung ausgeliefert, es entstehen Ängste, vielleicht sogar Verzweiflung.

In der Beziehung zu seiner Frau Sandra hat Daniel eine »Hyperfähigkeit« entwickelt: immer darauf zu achten, wie es ihr gerade geht. Das ist Segen und Fluch zugleich, weil es ihm abverlangt, sich ständig neu auf die Bedürfnisse seiner Frau auszurichten. »Man muss immer schauen: Was kann man, was darf man, was darf man nicht, was ist jetzt gewünscht, was soll man, was wird von einem erwartet.« Sandra hat »hundertfünfzig Antennen« auf dem Kopf und merkt sofort, wenn irgendetwas falsch läuft. Dann schlägt sie Alarm. Und inzwischen hat er ein ähnliches Gebilde entwickelt, um alle Ansagen unmittelbar zu empfangen.

Aktuell erleichtert es ihn sehr, dass seine Frau professionelle Hilfe von verschiedenen Seiten bekommt. Sie hat ein therapeutisches Netzwerk erschaffen, das ihr in jeder Notlage Unterstützung gibt und das sie dauerhaft am Leben erhält. Das empfindet er als enorme Entlastung und es gibt ihm Zuversicht.

Eine negative Entwicklung der letzten Jahre ist die Essstörung seiner Frau. Abends verliert sie die Kontrolle und stopft Süßes in sich hinein. Dadurch hat sie merklich zugenommen und an Beweglichkeit verloren. Früher hat es ihr geholfen, viel in Bewegung zu sein. Es tut ihr immer noch gut, aber Bewegung ist jetzt viel anstrengender geworden. Auch ist ihre Gräserallergie wieder da und geht ins Asthma über und die Neurodermitis ist schlimmer geworden. Dadurch kann sie weniger im Garten machen, was ihr förderlich sein würde; sie kann auch nicht abspülen. Es gibt so viele verschiedene Komponenten, die sich immer wieder gegenseitig negativ beeinflussen. Da kommen ihm manch-

mal negative Gedanken wie: »Wann hört das denn alles auf?« – »Natürlich nie!« – Aber das will man ja nicht wahrhaben.
Daniel wünscht sich, weiterhin die Kraft zu finden, die letzten drei Jahre seiner Berufstätigkeit zu überstehen und gleichzeitig so intensiv seine Frau unterstützen zu können. Seiner Frau wünscht er, dass sie in ihrem künstlerischen Schaffen weiterhin Freude und Kraft findet.
Zum Abschluss reflektiert Daniel noch über den gesellschaftlichen Kontext von Trauma. Er sagt, seine Frau sei fünf oder sechs Begutachtungen unterzogen worden. Diese waren Direktkonfrontationen mit dem Trauma und hatten fatale Auswirkungen auf sie. Teilweise dauerten sie fünf Stunden und endeten in Hilflosigkeit, verbunden mit Verzweiflung, Heulkrämpfen und Zusammenbrüchen.
Durch die Begutachtungen werden die Betroffenen immer wieder dazu gezwungen, genau zu erzählen, was sie erlebt und erlitten haben. So werden sie jedoch extrem angetriggert und erneut traumatisiert. Für ihn ist dies eine Form der Gewaltanwendung und bezeugt fehlende Empathie mit den Opfern. Gutachten und Gegengutachten, Gerichtsprozesse und ein überbordender Krankenakten-Schriftverkehr zeigen der traumatisierten Person immer wieder aufs Neue: »Du bist und bleibst ein Opfer.«
Dies seien Auswüchse einer durchökonomisierten »Gesundheitstechnokratie«. Wer sei letztendlich zu schützen? Die schuldlosen Opfer oder die wegschauende, bagatelli-

sierende Gesellschaft? Die Menschen wollen sich mit dem unangenehmen Thema Missbrauch nicht auseinandersetzen. Daher werden solche Inhalte gedeckelt, verdrängt und letztendlich dürfe dann alles so weitergehen. Was ist die Botschaft davon? Soll sich das immer fortsetzen? Das, was hier passiert, ist eine Katastrophe, und wenn es nicht angeschaut und ins Bewusstsein genommen wird, hört es niemals auf. Hier sind nicht einzelne Menschen krank – hier ist unsere ganze Gesellschaft krank. Die Gesellschaft solle die Verantwortung für die Opfer tragen, die fortlaufend produziert werden.

Menschen, die solch schlimme Erlebnisse durchmachen mussten, sollten einen Grundstatus finanzieller Art erhalten, der es ihnen erlaubt, sich intensiv ihrer Heilung zu widmen. Vor allen Dingen dürften sie nicht immer wieder von Bürokraten angepackt und schonungslos mit ihren Traumatisierungen konfrontiert werden und dadurch immer wieder neue Beschädigungen erleiden.

Was entnehmen wir dieser zweiten Fallgeschichte?

In der Paarbeziehung mit einer traumatisierten Person wird dem gesunden Partner sehr viel abverlangt. Daniel ist intensiv darum bemüht, sich den Bedürfnissen seiner Frau anzupassen, sie zu unterstützen und alles zu vermeiden, was sie an ihre traumatische Erfahrung erinnern könnte. Dabei geht er an die Grenzen seiner Kraft. Therapeutische Unterstützung findet er zwar wichtig für sich, hat bisher jedoch nicht gewagt, diese in Anspruch zu nehmen aus Angst, die Beziehung dadurch noch zusätzlich zu belasten. Durch das Zusammenleben mit einem Traumaopfer nimmt der Partner die Inhalte und Folgen der Traumatisierung so intensiv in sich auf, dass die Gefahr einer sekundären Traumatisierung bei ihm besteht.

Sandra ist durch psychische Vorbelastungen und Traumata in der Generation ihrer Eltern betroffen. Diese stammen aus Ostpreußen und sind in jungen Jahren nach Deutschland geflohen. Über die Umstände der Flucht wird nicht gesprochen. Außerdem bleibt der Missbrauch von Sandras Mutter durch ihren Vater jahrzehntelang ein finsteres Familiengeheimnis. Daher kann sich auch der Missbrauch in der nächsten Generation über Jahre hinweg vor der Nase der Eltern abspielen und »unbemerkt« bleiben.
Zudem bestehen typische biografische Risikofaktoren bei Sandra. Sie erlebt in ihrer frühen Kindheit eine depressive, wenig liebevolle, überforderte und bestrafende Mutter. Früh muss Sandra ihrer Mutter zur Hand gehen und für ihre emotionale Balance sorgen. Das ist emotionaler Missbrauch und behindert ihre normale kindliche Entwicklung. Dies wirkt sich traumabegünstigend aus, zumal der Vater sich den Problemen entzieht, verschlossen wirkt und die

Tochter nicht unterstützt. Durch die unbewältigten, im Untergrund brodelnden Konflikte erlebt Sandra in ihrer Familie wenig Schutz. Sie wächst in emotionaler Vernachlässigung auf, denn ihre natürlichen Bedürfnisse finden kaum Beachtung. Durch die vielfältigen Grenzverletzungen in Form von sexueller und emotionaler Gewalt entwickelt Sandra schon früh psychosomatische Beschwerden.
Sandra zeigt die typische Vielfalt von Symptomen, wie wir sie bei einer Komplexen Posttraumatischen Belastungsstörung kennengelernt haben. Sie leidet unter folgenden Begleiterkrankungen (Komorbidität):

- chronische Schmerzen (Schmerzstörung),
- wiederholte Depressionen (Rezidivierende Depressive Störung),
- Essattacken aus psychischen Gründen (Psychogene Essattacken) und
- Neurodermitis als psychosomatische Erkrankung.

Außerdem bestehen verschiedene Symptome einer Dissoziativen Störung (Depersonalisation, zeitliche Desorientierung, Amnesien).

Drittes Interview: Die Tochter Jana und ihre Mutter Ada

Das Risiko von Kindern psychisch kranker und traumatisierter Eltern, selbst eine psychische Erkrankung zu entwickeln, ist sehr hoch (80 % nach bisherigen Untersuchungen). Eine besondere Herausforderung für diese jungen Menschen stellt dabei die Ablösung von ihren Eltern dar. Diese wird durch eine »parentifizierende Rollenumkehr« erschwert. Dabei übernimmt das Kind schon früh gewissermaßen die elterliche Fürsorge für den traumatisierten Elternteil und erfährt selbst nur unzureichenden Schutz. Demzufolge leidet das Kind unter Schuldgefühlen, wenn es sich in der Pubertät von den Eltern lösen und später aus dem Elternhaus ausziehen will, um sein eigenes Leben zu führen.

Ada, die traumatisierte Mutter, ist als jüngstes von drei Kindern 1962 in Griechenland geboren. Ihr Vater ging 1962 als Gastarbeiter nach Deutschland. Zwölf Jahre später, 1974, folgte die Mutter mit den Kindern nach. In Griechenland hatte Ada bereits Misshandlungen durch einen Lehrer und Schläge von der Mutter erfahren, in Deutschland kam dann noch sexueller Missbrauch durch den Vater hinzu.
Ada fühlt sich seit ihrer Jugend unzulänglich und empfindet Scham bei Dingen, für die sie gar nichts kann. Seit vie-

len Jahren leidet sie unter Depressionen, Schlafstörungen, Erschöpfung und zahlreichen körperlichen Beschwerden (Kopfschmerzen, Kreislauf- und Magenbeschwerden und Gelenkschmerzen). Sie hat Flashbacks und Albträume; bereits in ihrer Kindheit bis zuletzt 2019 nässte sie nachts ein. Seit 1979 ist sie als ungelernte Arbeitskraft ununterbrochen berufstätig.

Die Tochter Jana kam 1984 zur Welt und ist jetzt 37 Jahre alt. Sie ist alleinstehend, voll berufstätige Sozialpädagogin und ausgebildete Systemische Familientherapeutin. Janas familiärer Hintergrund ist von Krieg, Vertreibung, Flucht und Migration, Vergewaltigung und psychiatrischen Erkrankungen geprägt. Die Großeltern mütterlicherseits wurden als Pontosgriechen 1921 aus ihrer Heimat an der türkischen Schwarzmeerküste vertrieben und sind nach Griechenland geflüchtet. Der Großvater väterlicherseits war Kriegsgefangener. Ihr Vater war in einem Heim für schwer erziehbare Jugendliche und später sogar für mehrere Jahre im Gefängnis.

Wie erlebt die Tochter die Situation?

Jana berichtet über die belastenden Erfahrungen mit ihren Eltern. Solange ihr Vater lebte, wurde in ihrer Familie nie über »früher« gesprochen, weder über die traumatischen

Erfahrungen der Mutter noch des Vaters. Es war ein Tabu in der Familie. Der Vater war sehr impulsiv und autoritär, seine Gewaltbereitschaft war jederzeit spürbar. Jana hatte ständig Angst, dass er ihr gegenüber gewalttätig werden könnte, was häufig genug in Form vom Schubsen, Anschreien und Beleidigen vorkam. Zudem wertete er sie und die Mutter dauernd ab, ganz anders als bei ihrem Bruder. Dieser durfte alles und hat in der Wahrnehmung des Vaters immer alles richtig gemacht, was sie sehr wütend machte. Erst mit dem Tod des Vaters 2005 begann für sie eine Aufarbeitung ihrer Erlebnisse der Beziehung. Jana vermutet bei ihm Missbrauchserfahrungen im Erziehungsheim.

Die Mutter Ada war bei der Geburt ihrer Tochter Jana 22 Jahre alt. Sie war zwar häufiger schwanger, hat aber die weiteren Kinder bis auf den jüngeren Bruder nicht bekommen. Aufgrund des dauernden emotionalen Drucks sowie durch ihre harte Arbeit für den Familienunterhalt hatte die Mutter 2011 einen Zusammenbruch und wurde in eine Klinik aufgenommen. Zu diesem Zeitpunkt berichtete sie Jana erstmals ausführlicher von ihren traumatischen Erlebnissen. Schon vorher hatte Jana bereits manches gehört, dies aber nicht richtig einordnen können. Die ganze Tragweite und Schwere der Familiengeschichte konnte sie erst während ihrer Ausbildung zur Familientherapeutin begreifen.

Im Laufe der letzten Jahre ist ihre Mutter Ada viel selbstbewusster geworden. Sie kommt mehr und mehr zu sich, findet zu ihren Kräften und schaut, was sie möchte und was ihr guttut, anstatt es allen anderen recht machen zu wollen. Die Beziehung zwischen Mutter und Tochter hat sich dadurch positiv verändert. Von einer extrem engen Beziehung kommen sie nun immer mehr zum jeweils Eigenen, was Jana gesund erscheint und was sie sehr entlastet. Sie macht sich jetzt weniger Sorgen um die Mutter und muss nicht mehr täglich mit ihr sprechen, um zu hören, ob alles in Ordnung ist. Die Rollen in ihrer Beziehung haben sich so verändert, dass sich Jana nicht mehr dauernd als Freundin und Helferin für ihre Mutter zuständig fühlt. Auch als Muttterersatz für den Bruder muss sie nicht mehr herhalten. Die Mutter wendet sich seltener hilfesuchend an sie, so dass sie aus der Fürsorgerolle für die Mutter heraustreten und wieder mehr die Tochterrolle einnehmen kann.

Jana hat auch sehr positive Erinnerungen an die Beziehung mit der Mutter. In der Kindheit und Jugend haben sie sonntags in der Küche nach dem Frühstück stundenlang gesessen und über ihre Träume gesprochen. Die Mutter hat sie auch in Asien während ihres dortigen Aufenthalts besucht. Obwohl sie kein Englisch spricht, hat sie es dennoch geschafft, dorthin zu fliegen. Sie sind gemeinsam wochenlang durch Vietnam und Kambodscha gereist, was sehr schön war. Letztes Jahr hat Jana ihrer Mutter einmal von eigenen Sorgen erzählt. Daraufhin hat diese sie liebevoll getröstet wie früher, als sie noch ein Kind war, und ihr den

Kopf gekrault. In der Kindheit hat ihr die Mutter oft das Gefühl gegeben, ganz bei ihr zu sein und sie zu verstehen. Aktuell ist es für sie am beglückendsten zu sehen, dass die Mutter mehr und mehr das Leben lebt, das sie sich gewünscht hat. Dadurch können beide jetzt viel entspannter miteinander umgehen. Dass die Mutter ihr Leben eigenverantwortlich gestaltet und immer freier wird, hilft auch der Tochter, freier zu werden.

Unschöne Erinnerungen in Bezug auf ihre Mutter hat Jana ebenfalls. Einmal war die Mutter sauer auf sie und hat sie eine »dumme Gans« genannt. Das fand sie schlimm, da sie sich doch so viel Mühe gab, ihrer Mutter eine gute Tochter zu sein. Unschön war auch, ihr sagen zu müssen, dass sie in die Klinik müsse. Jana findet, dass sie noch nicht hundertprozentig von der Mutter gelöst ist und noch zu sehr an ihr hängt. Manchmal hat sie deshalb Angst, dass die Mutter stirbt. Es belastet sie auch, dass sie über die Geschichte und die Traumatisierung ihrer Mutter viel mehr weiß als ihr Bruder. Es ärgert sie, denn die Mutter schont den Bruder zu sehr.

Seit der Kindheit leidet Jana unter psychischen Beschwerden. Bis zu ihrem siebten oder achten Lebensjahr war sie Bettnässerin. In der Kindheit hatte sie auch ein dauerndes Angstgefühl und weinte schnell. Zwischen zwölf und zweiundzwanzig hat sie gestottert. Bis heute ist sie sehr schreckhaft. Irgendwann hat sie eine Depression entwickelt. Sie hätte als Kind und Jugendliche Menschen um sich ge-

braucht, die ihre Not bemerken und wahrnehmen konnten, in was für einer angespannten Situation sie aufwächst. Sie wundert sich, dass niemand vom Jugendamt bei ihnen zu Hause war. Es hätte eine Hilfe sein können, wenn jemand ihrem Vater Einhalt geboten hätte. Es hätte ihr auch geholfen, wenn jemand erkannt hätte, dass Stottern etwas ist, das durch dauernden Stress ausgelöst werden kann. Jana hofft, dass heutzutage Sozialarbeiter in den Schulen oder Lehrer sensibler dafür sind und die Not der Kinder sehen. Als Jugendliche hätte sie Informationen über Beratungsstellen oder professionelle Ansprechpartner brauchen können, die sich mit Problemen von Heranwachsenden in Familien mit Traumahintergrund auskennen. Sie findet es wichtig für Menschen wie sie, einen guten Freundeskreis zu haben. Dies habe ihr letztendlich sehr geholfen.
Mit neunzehn Jahren musste sie therapeutische Hilfe in Anspruch nehmen. Nach dem Auszug aus der elterlichen Wohnung und mit Beginn des Studiums wurde sie depressiv. Damals suchte sie die psychologische Beratungsstelle der Universität auf. Später machte sie über acht Jahre eine Verhaltenstherapie. In den Therapien hat sie die väterlichen Gewalterfahrungen bearbeitet. Aber dennoch bleiben die Verletzungen. Sie kann inzwischen besser verstehen, was dahintersteckt, das macht es ihr jedoch nicht leichter, ihrem Vater zu verzeihen.
Jana erkennt bei sich Fähigkeiten und Ressourcen, die sie im Rahmen ihrer Geschichte entwickelt hat. Sie hat ausge-

sprochen feine Antennen für Stimmungen und Belastungen. Früher musste sie rasch Situationen einordnen können, um zu überleben. Das gereicht ihr nun zum Vorteil. Sie ist sehr interessiert an dem Thema Trauma. Aufgrund ihrer Geschichte ist sie in gewisser Weise darauf spezialisiert. Das hilft ihr nun in ihrem Beruf. Weil in ihrer Familie Flucht ein zentrales Thema ist, hat sie auch hier einen ausgezeichneten Einblick und kann offen und professionell damit umgehen. Sie verurteilt Menschen nicht. Sie meint, ganz gut aus der Sache rausgekommen zu sein, denn sie ist äußerst reflektiert.

Aktuell hilft es ihr, dass ihre Mutter für sich selbst sorgt und unabhängig von ihren Kindern leben kann. Die Mutter geht zur Therapie, lernt Schwimmen und Fahrradfahren und macht viel für sich. Sie entfaltet sich und löst sich von all dem Schweren. Jana wünscht ihr, dass sie so weitermacht und dranbleibt. Dass sie sich ihre Wünsche erfüllt und davon wegkommt, sich für alles die Schuld zu geben. Auch dafür, dass es der Tochter nicht immer gut geht. Sie wünscht ihr, einen passenden Umgang damit zu finden und sich selbst verzeihen zu können. Sie hofft, dass sie sich weiterhin verstehen – auch wenn sie selbst sich mehr von der Mutter lösen möchte, um ihr eigenes Leben zu haben, nur Tochter zu sein und keine Angst mehr um sie haben zu müssen.

Was folgern wir aus diesem dritten Fallbeispiel?

In der Familie von Ada gibt es über Generationen hinweg psychische Vorbelastungen und Traumatisierungen (sogenannte Transgenerationale Traumatisierung). Jana ist durch das Aufwachsen in den belastenden Familienbedingungen selbst traumatisiert und hat ebenfalls deutliche psychische Störungen entwickelt.

Bei der Mutter Ada sind traumabegünstigende biografische Risikofaktoren: die Zugehörigkeit zu einer sozialen Randgruppe (Migration, Armut) und das wiederholte Auftreten traumatischer Erfahrungen. Sie hat in ihrem Lebenslauf psychische und körperliche Gewalt durch den Lehrer, körperliche Gewalt durch die Mutter und sexualisierte Gewalt durch den Vater und später emotionale und körperliche Gewalt durch den Ehemann erlebt. Da wundert es nicht, dass sie ihre Tochter nicht beschützen konnte, obwohl sie ihre Not wahrnahm.

Bei Ada zeigt sich die bekannte Vielfalt von Symptomen:

- bedrängende Erinnerungen in Form von Flashbacks mit Bildern, Körpersensationen und Albträumen,
- wiederkehrende Depression, Schlafstörungen und Erschöpfung,
- chronische Schmerzen, Bettnässen, Magenbeschwerden und Kreislaufstörungen.

Viertes Interview: Die Mutter Heddie und ihre Tochter Elena

Die interviewte Mutter Heddie gehört der deutschen Nachkriegsgeneration an und ist selbst schwer traumatisiert. Ihre Mutter stammt aus der ehemaligen DDR. Nach der Flucht in den Westen wurde sie mit Heddie schwanger. Als Heddie 13 Jahre alt war, verkuppelte ihre Mutter sie mit ihrem Geschäftspartner. Dieser war 26 Jahre älter als sie und ein ehemaliger Waffen-SS-Mann. Er war in zweiter Ehe verheiratet und hatte bereits fünf Kinder. Mit 14 Jahren wurde sie schwanger und zu einem Abbruch gezwungen. Bei einer erneuten Schwangerschaft schritt das Jugendamt ein und brachte Heddie in ein »Heim für gefallene Mädchen«, wo sie, 15-jährig, ihre Tochter Elena bekam. Nach fünf Monaten holte der Kindesvater die Mutter aus dem Heim. Die Tochter Elena blieb dort weitere zwei Monate, bis Mutter und Oma sie ebenfalls rausholten. Die kleine Familie wohnte dann bei der Oma, bis Heddie wieder schwanger wurde. Dann zogen sie in eine eigene Wohnung um, und zweieinhalb Jahre nach der Geburt Elenas brachte Heddie als zweites Kind einen Sohn zur Welt. Nach seiner Scheidung heiratete der Kindesvater die damals 18-jährige Heddie. Ein Jahr später kam jedoch sein siebzehnjähriger Sohn aus erster Ehe in die Familie. Der gewalttätige Vater schlug ihn immer wieder, auch im Beisein von Heddie und den kleinen Kindern. Dieser Stiefsohn missbrauchte die kleine Elena dann von ihrem vierten bis zu ihrem zwölften Lebensjahr, »unbemerkt« von den Eltern. Als Heddie 20 Jahre alt war, starb ihr Ehemann, der Stiefsohn lebte aber noch weiter bei ihnen. Sie berichtet, froh gewesen zu sein, dass er da war, weil er sie in der schwierigen Lebenssituation unterstützte und »lieb zu den Kindern war«. Sie machte eine Ausbildung und arbeitete dann als Köchin, ist aber inzwischen berentet. Mittlerweile lebt sie seit 30 Jahren in einer neuen, stabilen Partnerschaft und ist seit sechs Jahren mit diesem Partner verheiratet.

Die Tochter Elena ist jetzt 54 Jahre alt, Sozialarbeiterin und alleinstehend. Sie klagt seit Jahren über wiederkehrende depressive Zustände, anhaltende Angst und Flashbacks (Körpermissempfindungen, tagsüber Bilder und nachts Albträume mit gewaltvollem Inhalt). Sie hat chronischen Tinnitus, Neurodermitis und oft Unterleibsbeschwerden. Zwei verschiedene Autoimmunerkrankungen (der Haut und der Schilddrüse) sind bei ihr auch vorhanden. Diese Symptome sind bleibender Natur. Sie strengt sich unentwegt an, um das Leben zu meistern, ist aber immer wieder erschöpft und depressiv. Seit 2015 arbeitet sie nicht mehr in ihrem Beruf und bekommt eine Erwerbsunfähigkeitsrente.

Wie erlebt die Mutter die Situation?

Heddie erzählt, dass ihre Tochter Elena ihr über den Missbrauch durch den Stiefbruder erstmals berichtete, als Elena 18 Jahre alt war. Sie habe es erst gar nicht glauben oder fassen können, sagt Heddie, sie habe es schlicht für unmöglich gehalten. Später konnte sie dann gar nicht verstehen, wie es möglich war, dass sie den Missbrauch nicht bemerkt hatte, und hat es tief bedauert, ihre Tochter nicht beschützt zu haben.

Während Elenas Psychotherapie kam es aus Sicht der Mutter zunächst zu ungünstigen Veränderungen in ihrer beider Beziehung. Elenas Verhalten ihr gegenüber war dadurch über längere Zeit vorwurfsvoll und aggressiv. Zeitweise hat Elena den Kontakt ganz abgebrochen. Aber Heddie hat sich immer wieder um Verständigung und Kontakt bemüht, was die Tochter anscheinend positiv aufnahm. Inzwischen ist Elena weniger aggressiv und läuft nicht mehr davon, wenn ein Konflikt entsteht. Die Mutter hat ihrer Tochter zwei Briefe geschrieben und sie um »Vergebung« gebeten. Sie bedauert es sehr, das Geschehene nicht rückgängig machen zu können. Sie übernimmt darin die Verantwortung für ihre Unfähigkeit, die Tochter zu beschützen, und wünscht sich, mit Elena Frieden zu schließen.

Heddie schildert schöne Erlebnisse aus der Zeit, als ihre Tochter ein Kind war. Sie hat sich immer auf sie gefreut und war stolz auf Elena, denn sie war so ein süßes und intelligentes Kind. Auch in der Schulzeit lief es glänzend, da Elena immer leicht lernen konnte. Ihre Tochter ist eine intelligente Frau und Heddie ist froh und stolz darüber, was Elena alles geschafft hat; dass sie studiert hat und so einen anspruchsvollen Beruf ausgeübt hat, dass sie keine finanziellen Sorgen hat, ein Auto besitzt und in den Urlaub fahren kann. Über ihre Verständigungsschwierigkeiten berichtet Heddie: »Wenn irgendwas war und sie hat mir was vorgeworfen und ich dazu was sagen wollte, ist sie abgehauen. Schwupp, weg war sie. Wenn ich irgendein Wort oder etwas Falsches sagte – ich weiß nicht, was es bei ihr jeweils auslöste –, machte es bei ihr Klick, sie kapierte nichts mehr und war auf einer ganz anderen Welle. Und dann kam man auch nicht mehr an sie ran. Wenn sie in so einer Phase war, kam sie gar nicht mit mir zurecht.« Und das sagte Elena auch: »Es wird nie so sein, dass wir so eng sind, wie man sich das eigentlich wünscht bei Mutter und Tochter.« Heddie sagt dazu: »Sie dachte immer, ich will ihr was Schlechtes, weil das war in ihr drinnen. Weil sie im Unterbewusstsein mir ja wohl die Schuld dafür gegeben hat, was ihr passiert ist mit dem Stiefbruder.«

Über unschöne Erinnerungen berichtet sie auch: Ganz schrecklich sei gewesen, als sie erfahren hat, was der Stiefbruder ihrer Tochter alles angetan hatte, nämlich »die schlimmsten Sachen«. Danach hat sie nächtelang davon geträumt. Und furchtbar war auch, als Elena plötzlich ausgezogen ist an ihrem 18. Geburtstag. Sie war nach einem

Streit zu ihrem Freund gezogen und es war sehr beschämend für Heddie, als sie vor Freunden eingestehen musste, dass ihre Tochter nicht mehr bei ihr wohnte.
Heddie erwähnt eigene psychische und körperliche Beschwerden. 1999 wäre sie fast gestorben und wog nur noch 38 Kilo, da sie aufgrund verschiedener Allergien kaum essen konnte. Tag und Nacht hat sie aktuell Schmerzen; sie weiß nicht, wann sie das letzte Mal schmerzfrei gewesen ist.
Früher hätte sie Rat und Unterstützung gebraucht. Ihr ist es wichtig, gehört zu werden. »Es tut einem gut, wenn man jemanden hat, der einem zuhört, und man das Gefühl hat: Der versteht mich.« Nach dem Tod ihrer Mutter hat Heddie erstmalig eine Therapie in Anspruch genommen. 1990 machte sie eine stationäre Psychotherapie und danach noch einmal eine ambulante Therapie, um besser mit ihrer Tochter umzugehen, was aber in ihren Augen nicht viel gebracht hat. Heute erhofft sie sich immer noch eine Besserung in der Beziehung zur Tochter und wünscht sich, mit ihr einmal gemeinsam ein paar Tage wegzufahren. Der Tochter wünscht sie Glück und dass sie das Schlimme hinter sich lassen kann.

Was erfahren wir aus diesem vierten Beispiel?

Wie bei den anderen Beispielen gab es auch in Elenas Familie massive psychische Vorbelastungen und Traumata. Besonders ungünstig scheint sich die mütterliche und wahrscheinlich auch die väterliche Traumatisierung auf sie auszuwirken. Wie in dem vorherigen Fall kann von einer transgenerationalen Traumatisierung ausgegangen werden, da mehrere Generationen betroffen sind.

Vergleichen wir die Schilderung der Mutter Heddie mit der Darstellung des Ehepartners Daniel im zweiten Beispiel, fällt ein deutlicher Unterschied auf. Daniel ist selbst nicht traumatisiert und kann mit großer Empathie auf die Not seiner Frau eingehen und sie bei ihrer Aufarbeitung mit all seiner Kraft unterstützen. Dagegen ist Heddie selbst massiv traumatisiert und kann sich der Not ihrer Tochter immer nur flüchtig zuwenden, um danach rasch wieder auf eigene Probleme und Befindensstörungen zurückzukommen.

Als biografische Risikofaktoren wirken für Elena traumabegünstigend ihr frühes Alter zum Zeitpunkt der Traumatisierung, die Unreife der Mutter, die sie wegen der eigenen Geschichte nicht angemessen versorgen und schützen konnte, sowie die unsicheren Lebensbedingungen schon vor ihrer Geburt. Bei einer komplexen Traumatisierung innerhalb der Familie ist es kaum möglich, einzelne traumatische Ereignisse von außergewöhnlicher Schwere zu identifizieren. Es handelt sich ja um immer wiederkehrende Erfahrungen, die zum Alltag gehören und den Anschein einer gewissen Normalität haben. Dadurch ist es für die Betroffenen schwierig, überhaupt auszumachen, was das »Schreckliche« gewesen ist. Bei Elena handelte es sich um eine familiäre Atmosphäre von ständiger Bedrohung und Gewalt. Sie erlebte in ihrer ganzen Kindheit und Jugend körperliche und emotionale Gewalt vonseiten des Vaters, Vernachlässigung durch beide Eltern und über Jahre hinweg sexuellen Missbrauch durch den Stiefbruder. Es ist zu vermuten, dass die Verletzungen von Elena noch tiefer reichen als diejenigen ihrer Mutter, da ihre Traumatisierungen schon in so viel früherem Lebensalter begonnen haben.

Die Betroffene Elena zeigt, wie die Frauen der vorigen Beispiele, auch die bekannte Vielfalt der Symptome in Form von

- Flashbacks, Albträumen und Körpererinnerungen,
- wiederholten depressiven Episoden (Rezidivierende Depressive Störung),
- einer Angststörung als komorbide Erkrankung sowie
- schwerwiegenden somatischen Beschwerden (Somatisierungsstörung), beide vor dem Hintergrund einer Komplexen Posttraumatischen Belastungsstörung.

Unterstützung kann Belastung, aber auch Entwicklung bedeuten

Die vorherigen Ausführungen sind ausgesuchte Beispiele aus Interviews mit Angehörigen, Partnern und Freundinnen komplextraumatisierter Frauen. Diese wurden im Rahmen der Bachelorarbeit von Carlotta Brissa im Fach Psychologie an der Universität Witten-Herdecke im Jahr 2021 durchgeführt. Die folgende Zusammenfassung enthält ebenfalls Aspekte aus der vorgenannten Arbeit.

Die psychische Erkrankung einer Person kann sich belastend und sogar gesundheitsschädigend auf ihre Angehörigen auswirken. Jedoch wissen wir, dass traumatisierte Menschen eine positive Entwicklung durchlaufen können, gerade weil sie traumatische Erfahrungen durchlebt haben (sogenanntes Posttraumatisches Wachstum). Dies scheint auch bei den Angehörigen von traumatisierten Menschen möglich zu sein. Fast alle Interviewten berichteten über neue Fähigkeiten, die sie in der Beziehung zur traumatisierten Bezugsperson entwickeln konnten. Dabei war den meisten sehr wichtig, gelernt zu haben, sich besser abzugrenzen und sich auf ihre eigenen Angelegenheiten zu konzentrieren. Ein weiterer wichtiger Zugewinn war auch, die eigenen Emotionen besser kennengelernt zu haben.

Alle interviewten Personen berichteten von belastenden Phasen in der Beziehung zu ihrer traumatisierten Bezugsperson. Diese basierten auf Vorwürfen, Missverständnissen, Schuldgefühlen und Verlustängsten, oft auch auf symbiotischen Beziehungsmustern und sehr häufig auf plötzlichen Zustandswechseln in Konfliktsituationen. Das Wissen um die Traumatisierung der Bezugsperson innerhalb ihrer Herkunftsfamilie führte bei einigen Befragten zu einer Störung im Verhältnis zur betreffenden Familie. Gründe dafür waren Unverständnis, Wut, Verrat und Loyalitätskonflikte. Ein Teil der interviewten Personen schilderte belastende Sorgen und Gefühle von Hilflosigkeit und Überforderung; sie waren an ihre eigenen Grenzen gekommen und hatten psychische und körperliche Beschwerden entwickelt, die überwiegend mit dem belastenden Verhältnis zur traumatisierten Bezugsperson zusammenhingen.

Fast alle Interviewten erlebten die Entwicklungen ihrer Angehörigen durch die Psychotherapie als hilfreich. Sie waren dadurch zuversichtlicher und fühlten sich weniger verantwortlich für ihre Bezugsperson.

Im Hinblick auf vorhandenes Fachwissen bestanden große Unterschiede zwischen den interviewten Personen. Die langjährige Begleitung der traumatisierten Bezugsperson und das Miterleben von Klinikaufenthalten und therapeutischen Behandlungen hat für alle Angehörigen zu einem Zuwachs fachspezifischen Wissens geführt. Insgesamt profitierten die Angehörigen von Fachinformationen, weil ihnen diese bei der Einschätzung von krankheitsbedingten Zuständen und Verhaltensweisen halfen.

Die Fragen und Wünsche der Angehörigen bezogen sich insbesondere auf die zukünftige Entwicklung ihrer traumatisierten Bezugspersonen. Am wichtigsten war ihnen der Wunsch, dass es den Betroffenen gelingen würde, ihre traumatischen Erfahrungen zu integrieren und dadurch als weniger belastend zu erleben. In der Beziehung zu ihren traumatisierten Freunden oder Partnern wünschten sich alle Angehörigen, dass sie aktuelle Beziehungsschwierigkeiten überwinden und neue Umgangsformen miteinander entwickeln können.

Die vorgestellten Ergebnisse verdeutlichen den Unterstützungs- und Selbsthilfebedarf von Angehörigen von traumatisierten Bezugspersonen. Im folgenden Kapitel werden wir darauf im Detail eingehen.

KAPITEL 3

Ganzheitliche Maßnahmen für Angehörige und Freunde

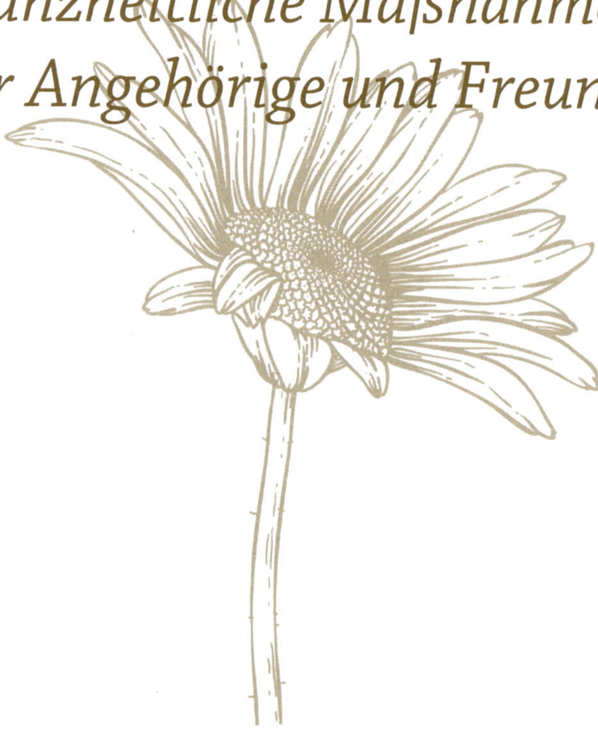

Was Sie zur Stärkung Ihres Körpers tun können

Um dafür zu sorgen, dass Sie all Ihre Kraft zur Verfügung haben und in gutem Kontakt mit Ihren Bedürfnissen sind, ist alles wichtig, was zu einer gesunden Lebensführung gehört. Schon bei den alten Römern hieß es: »Mens sana in corpore sano« – ein gesunder Geist lebt in einem gesunden Körper. Die Aspekte zur Gesunderhaltung werden sich positiv auf Ihre körperliche und seelische Widerstandskraft auswirken.

Gesunde Ernährung ist das A und O

Eine wertvolle Ernährung trägt wesentlich zu einer förderlichen Lebensgestaltung bei. Sie führt unserem Körper alle wichtigen Stoffe zu, die wir zur Erhaltung unserer Kraft und Gesundheit brauchen. Daher ist es von großer Bedeutung, was wir zu uns nehmen. Ideal ist eine ausgewogene, vitamin- und mineralstoffreiche Ernährung mit viel frischem Gemüse und Obst, Vollkornprodukten und gegebenenfalls auch Fleisch- und Milchprodukten, zubereitet möglichst aus frischen Zutaten. Damit Ihre Nahrung wenig giftige Stoffe enthält, wie Düngemittel, Insektizide, Antibiotika, Farbstoffe, Geschmacksverstärker, Konservierungsmittel etc., sind Lebensmittel aus biologischem Anbau empfehlenswert.

Wenn sie nicht Vegetarier oder Veganer sind, nehmen Sie über Fleisch, Fisch und Milchprodukte bereits tierische Fette auf. Deshalb können Sie bei der sonstigen Fettzufuhr sparsam sein und kaltgepresste Pflanzenöle bevorzugen. In Süßigkeiten, Backwerk und anderen Naschereien finden sich große Mengen an Fett und raffiniertem Zucker, die den Organismus belasten und krank machen können. Daher ist es sinnvoll, mit Zucker sparsam umzugehen.

Ein regelmäßiger Rhythmus von drei bis vier Mahlzeiten pro Tag, meist um ungefähr die gleiche Uhrzeit, ist ebenfalls gesundheitsförderlich. Unsere Organe sind Rhythmusorgane und können nachts nicht genauso gut verdauen wie am Tag.

Wichtig ist außerdem ausreichendes Trinken. Dabei ist Wasser, Kräuter- oder Früchtetee (mindestens zwei Liter pro Tag) zu empfehlen, möglichst ohne Zufügung von Zucker.

Es soll nicht unerwähnt bleiben, dass auch der sparsame Umgang mit Genussmitteln angemessen ist. Vom Verzehr von Kaffee, schwarzem Tee und Alkohol, sofern er in sparsamen Grenzen verläuft, möchten wir nicht gänzlich abraten, da er für viele Menschen auch Ausdruck einer genussvollen Lebensführung ist. Aber Rauchen, die missbräuchliche Verwendung berauschender Substanzen oder auch von Medikamenten stellt in jedem Fall ein bedeutsames Gesundheitsrisiko dar und wird Sie bei Ihrer Bemühung um inneres Gleichgewicht beeinträchtigen.

Stärken Sie sich durch zeitweilige Nahrungsergänzung

Vitamine und Spurenelemente sind für die Gesunderhaltung unseres Körpers von großer Bedeutung. Man sollte davon ausgehen können, dass wir sie in ausreichender Menge durch eine gesunde Ernährung zu uns nehmen. Leider ist das nicht so. Selbst bei konsequenter Biokost bekommen wir heute nicht mehr ausreichend Vitamine und Mineralstoffe durch die Nahrung. Deshalb ist es klug, die wichtigsten Vitamine und Spurenelemente als Nahrungsergänzung in gewissen Zeitabständen zusätzlich einzunehmen. Außerdem spielen sie eine wichtige Rolle bei der Immunabwehr und damit allgemein bei der Resistenz gegen Krankheiten.

Sonnenbaden und Gesundheit tanken

Wenn es Ihnen möglich ist, nehmen Sie hin und wieder ein Sonnenbad, indem Sie sich eine Weile in die Sonne legen.

Durch den Einfluss von Sonnenlicht wird in der Haut das aktive Vitamin D aus einer inaktiven Vorstufe hergestellt. Nach insgesamt 10 Minuten Sonnenbad (von vorn und von hinten) haben Sie den maximalen Effekt. Danach wird kein weiteres Vitamin D mehr hergestellt. Leider nimmt diese Fähigkeit mit zunehmendem Alter ab, so dass ein Vitamin-D-Mangel (verbunden mit Osteoporose) im Alter häufiger auftritt. Daher kann es sinnvoll sein, Vitamin D ab der Lebensmitte regelmäßig einzunehmen (in Verbindung mit Vitamin K, was die Aufnahme verbessert). Wenn Sie Ihren Vitamin-D-Spiegel kontrollieren lassen, sollte er im oberen Normbereich liegen. Neben seiner Wirkung auf die Knochen wirkt Vitamin D immunstimulierend und stabilisierend auf die Psyche.

Den Tag- und Nacht-Rhythmus ausgewogen gestalten

Von besonderer Bedeutung ist ein ausreichender und erholsamer Schlaf. Das ist für viele besonders schwierig in angespannten Lebenssituationen und bei Belastungen durch Beziehungsschwierigkeiten. Umso wichtiger ist daher eine geeignete Strukturierung des Tagesablaufs mit regelmäßigem morgendlichen Aufstehen, Vermeidung von Zwischenschläfchen und zeitigem Zubettgehen (am besten ohne aufregende abendliche Beschäftigungen). Falls es doch zu regelmäßigen Schlafstörungen kommt, sind hier auch medikamentöse Hilfen aus dem Bereich der Naturheilkunde empfehlenswert, wie wir noch ausführlich sehen werden. Jedoch dienen alle Maßnahmen, die wir hier vorstellen und die zu innerer Zentrierung und Entspannung führen, auch dem heilsamen Schlaf.

Übung zum Einschlafen

Stellen Sie sich vor, Sie liegen entspannt auf einer Fläche und lassen konzentrische Kreise aus sich hervorgehen, wie sie auf einer Wasseroberfläche erscheinen, in die ein Stein hineingeworfen wird. Verfolgen Sie aufmerksam, wie die Kreisfigur aus Ihrem Kopf nach oben, aus Ihren Füßen nach unten wächst und aus Ihren Flanken zur Seite hin immer größer und weiter wird. Immer dann, wenn Sie dem Kreis nicht mehr weiter folgen können, weil er zu groß geworden ist, lassen Sie einen neuen Kreis aus sich hervorgehen, so dass ein Kreis dem vorigen folgt. So entsteht eine kontinuierliche Vergrößerung in alle Richtungen von Ihrem Zentrum aus in die Weite. Und Sie schlafen unversehens ein.

Diese Übung hilft auch gegen das Gedankenkreisen, das bei Schlafstörungen häufig auftritt, weil es eine Konzentrationsübung ist. Eine weitere bekannte Einschlafübung ist …

Schäfchenzählen

Stellen Sie sich vor, Sie stehen an einer schmalen Holzbrücke, die über einen Bach führt. Eine Schafherde drängt sich durch das Nadelöhr der Brücke und Sie zählen die wollenen Rücken der Schafe inmitten der grünen Wiese, während der Bach unter den Tieren gurgelt und fließt. Es kommen immer mehr – und mehr – und Sie zählen … und zählen … bis Sie eingeschlafen sind.

Sich bewegen und wohlfühlen

Ein weiterer wichtiger, gesundheitsfördernder Faktor ist körperliche Bewegung. Das kann alle möglichen Formen annehmen, von Wandern bis Tanzen, von Yoga bis Skifahren, von Gartenarbeit bis Mountainbiken. Die Hauptsache ist, dass es Spaß macht und nach Möglichkeit auch an frischer Luft stattfinden kann. Studien zeigen, dass die innere Zufriedenheit und die soziale Kompetenz (Empathie, Stresstoleranz) bereits nach einem zweistündigen Spaziergang in freier Natur messbar ansteigen. Wohlfühlen und innere Ausgeglichenheit werden dadurch auf jeden Fall gefördert.

Wir können im Wald unsere Sinne »baden«

Nehmen Sie sich bei Ihrem nächsten Waldspaziergang vor, Ihre Aufmerksamkeit auf die Sinnesmannigfaltigkeit der Sie umgebenden Natur zu richten. Sehen Sie die vielerlei

Grüntöne der verschiedenen Bäume, Büsche und Gräser. Riechen Sie den Waldboden, wie er an einem sonnigen Tag riecht oder wenn er nass ist. Hören Sie das Zwitschern der Vögel, das Rauschen der hohen Bäume im Wind. Achten Sie auf das Spiel der Wolken und der Farben am Himmel. Füllen Sie Ihre Lungen mit der frischen Waldluft. Spüren Sie die Temperatur der Luft an Ihrer Haut. Freuen Sie sich an den kleinen und großen Blüten, mit denen der Wald sich schmückt. Berühren Sie verschiedene Blätter und spüren ihre unterschiedliche Beschaffenheit. Lassen Sie Gräser durch Ihre Hand gleiten. Schauen Sie, wie sie sich im leichten Wind wiegen.

Fassen Sie die Rinde der Bäume an. Manche Rinden sind glatt und fast seidig, andere holperig und rau. Lernen Sie die Bäume in Ihrem Wald mit Namen kennen. Unterscheiden Sie die verschiedenen Baumgestalten. Lehnen Sie sich an einen dicken Baum. Spüren Sie in sein lebendiges Inneres hinein, ahnen Sie, wie seine Säfte sich in einer mächtigen Bewegung entgegen der Schwerkraft nach oben bewegen. Stellen Sie sich vor, wie sich jeder Baum wie eine Flamme dem Himmel entgegenreckt. Auch Sie können das tun. Richten Sie sich auf und spüren Sie den Himmel über sich. Die Füße fest auf der Erde, der Kopf Richtung Himmel. In dieser großen Weite sind Sie zu Hause.

Anspannung lösen mit Progressiver Muskelentspannung

Jeder Mensch neigt zu vermehrter muskulärer Anspannung, wenn er sich längere Zeit in einer Überlastungssituation befindet. Da kann die Progressive Muskelrelaxation (PMR) nach Jacobson helfen. Es gibt in jeder Stadt Kurse für PMR, die von den Krankenkassen übernommen oder bezuschusst werden. Manche Krankenkassen bieten ihren Mitgliedern eine kostenlose Version zum Herunterladen an.

Wie Sie einfache Infekte behandeln

Gewöhnliche Erkältungskrankheiten führen in der Regel zu eingeschränkter Befindlichkeit und zu Symptomen im Bereich der oberen Atemwege wie Halsschmerzen, Husten, Schnupfen und eventuell auch Fieber. Je nachdem, wie man sich fühlt, würde man am liebsten zu Hause bleiben, vielleicht das Bett hüten und das Ganze in Ruhe vorbeiziehen lassen, wenn nicht der Druck bei der Arbeit, der wichtige Termin, die Versorgung der Familie etc. wären. Da bieten verschiedene Grippemittelchen eine willkommene Möglichkeit, die Befindensstörung im Nu verschwinden zu lassen. Diese Medikamente enthalten in der Regel Schmerzmittel oder entzündungshemmende Wirkstoffe und befreien Sie in kurzer Zeit vorübergehend von den meisten Ihrer

Beschwerden. Von diesem Vorgehen raten wir Ihnen ab. Warum? Die genannten Medikamente wirken in zweifacher Weise schädlich auf das natürliche Abwehrgeschehen in Ihrem Körper.
Erstens ist die aktivierte Immunabwehr, die Sie für die Überwindung Ihres Infekts benötigen, mit entzündlichen Prozessen verknüpft. Der Schleim Ihres Schnupfens oder Hustens ist ein Abfallprodukt, das im Kampf Ihrer Abwehrzellen gegen die eingedrungenen Erreger entsteht. Man weiß sogar, dass jedes Grad Fieber, das Sie entwickeln, eine massive Stimulation Ihrer Abwehrvorgänge bedeutet. Eine entzündungshemmende und fiebersenkende Behandlung würde also wichtige Abwehrfunktionen in Ihrem Körper unterwandern.
Zum Zweiten nehmen Sie Ihrem Körper die Kräfte weg, die er beim Kranksein durch die Ruhe, die gleichmäßige Wärme im Bett und die Entlastung durch die vorübergehende Appetitlosigkeit gehabt hätte. Die Schonung, die Ihnen der Infekt durch die Befindensstörung eigentlich auferlegt hätte, bekommen Sie nicht, weil Sie sich unter der Einwirkung der Grippemittel vermeintlich besser fühlen. Ihr Organismus muss dann trotz fehlender Schonung bei voller Belastung den Kampf gegen den Infekt führen. Und das ist auf Dauer schädlich.
Daher tun Sie gut daran, diese Vorgänge in Ruhe stattfinden zu lassen. Statt sich mit Medikamenten in einen künstlichen Zustand von Funktionstüchtigkeit zu versetzen, geben Sie

sich ein paar Tage Auszeit – Ihr Körper wird es Ihnen danken. Von unseren Patienten und Patientinnen haben wir oft gehört: »Seit Sie mich bei Erkältungen immer ins Bett schicken, kriege ich viel seltener welche.« Zur Unterstützung können Sie pflanzliche Medikamente einnehmen, die die körpereigene Immunabwehr unterstützen, wie zum Beispiel Echinacea-Präparate oder Arzneimittelkombinationen wie Toxiloges oder Infludoron. Außerdem bieten altbekannte Hausmittel oft erstaunlich gute Hilfe. Zu nennen sind hier

- Teemischungen,
- Einreibungen,
- Inhalationen und
- Wickel.

Im Netz oder in entsprechender Literatur finden Sie eine Fülle von Anregungen zur natürlichen Unterstützung Ihrer Abwehrkräfte durch altbewährte Hausmittel.

Wenn gar nichts mehr geht – Sanfte Medizin

Es gibt eine Vielzahl von Medikamenten aus dem naturheilkundlichen Bereich, die bei nervöser Unruhe, Schlafstörungen, depressiven Verstimmungen und Erschöpfungszuständen unterstützen. Hier beschränken wir uns auf einige wenige erprobte Medikamente aus dem Bereich der anthroposophischen Medizin. Für alle diese Hilfsmittel gilt selbstverständlich, dass Sie bei ausbleibender Besserung nach zwei bis drei Wochen einen Arzt aufsuchen sollten, um sicherzustellen, dass keine ernstere und behandlungsbedürftige Erkrankung bei Ihnen vorliegt.

Neurodoron Tabletten Weleda …
unterstützen bei nervlicher Überlastung und nervösen Unruhezuständen, indem sie die Nerven stärken. Bei Stress und Erschöpfung entstehen oft unspezifische Symptome wie Anspannung, Kopf- oder Bauchschmerzen. Durch zwei bis drei Tabletten pro Tag, über einige Wochen eingenommen, können Sie für Linderung sorgen.

Passiflora cp. Globuli Wala …
hilft bei Schlafstörungen, nervöser Unruhe und Herzangst. Zur Schlafförderung abends 10 bis 20 Kügelchen unter der Zunge zergehen lassen; zur Behandlung nervöser Unruhe 3-mal täglich fünf bis zehn Kügelchen einnehmen.

Calmedoron Weleda …
hilft, den Tag-Nacht-Rhythmus zu stabilisieren, und fördert einen erholsamen Schlaf. Als Schlafhilfe 15 Kügelchen vor dem Schlafengehen einnehmen. Zur Linderung von nervöser Reizbarkeit und Unruhe tagsüber 1-mal 15 Globuli unter der Zunge zergehen lassen.

Aconit Schmerzöl Wala …
lindert Schmerzen, die vom Nerven-Sinnes-System ausgehen, wie Nervenschmerzen und spannungsbedingte Mus-

kelschmerzen im Schulter-Nacken-Bereich und Rückenschmerzen. Einen halben Teelöffel Öl im Schmerzbereich in die Haut einmassieren, 1- bis 3-mal täglich. Die Kombination mit einer Wärmflasche intensiviert die Wirkung.

Solum Öl Wala ...

ist ein Moorextraktöl zur Einreibung der Haut bei Wetterfühligkeit, Überreiztheit und Nervenschmerzen. Es trägt zur besseren Abgrenzung gegenüber Einflüssen und Einwirkungen aus Ihrer Umgebung bei. Kann am ganzen Körper angewendet werden und riecht wegen seines Lavendelgehalts angenehm.

Aurum/Lavandulae comp. Creme Weleda ...

lindert vegetative Herz- und Kreislauf-Beschwerden, die durch Stress hervorgerufen werden. Dazu zählen Herzklopfen oder Herzjagen, Nervosität im Herzbereich, Herzangst. Einen 2 bis 3 cm langen Salbenstrang in der Herzgegend in die Haut einreiben. Das verhilft zu Entspannung und fördert die innere Gelassenheit. Die Wirkung wird intensiviert durch die Anwendung als »Salbenlappen«. Dabei tragen Sie die Salbe dicker auf und legen einen Stofflappen darauf, der durch ein enges T-Shirt fixiert wird. Den Lappen können Sie ruhig vielfach verwenden, da er die Salbe aufnimmt und so die Einwirkung verstärkt.

Was Sie zur Stärkung von Seele und Geist tun können

Eingangsübung: Symbol für Ihren reinen Wesenskern

Sie und Ihre traumatisierte Bezugsperson suchen – jede für sich unabhängig voneinander – ein Symbol für den tieferen, würdevollen Bereich Ihres Selbst. Es soll etwas sein, was Sie anfassen und sehen können (zum Beispiel ein Kristall, ein Samen oder etwas anderes). Wenn Sie es gefunden haben, können Sie es sich gegenseitig zeigen und an einen geschützten Bereich der Wohnung stellen. Verschaffen Sie dem Symbol eine schützende, liebevolle Umgebung (in Form von Tüchern, Blättern, Steinen etc.) und schauen Sie es jeden Tag an, um daran erinnert zu werden. Daran können Sie Ermutigung, Hoffnung und Trost finden.

Insgesamt gibt es durchaus ein ganzes Repertoire von unterstützenden Maßnahmen und Übungen, die Sie beide stärken und die Ihnen helfen können, zu Ihrer inneren Mitte und damit zu Ihrem Gleichgewicht zu finden. Wenn Sie Ihren Stress und eigene negative Affekte selbst regulieren lernen, werden Sie in geeigneter Weise (mitregulierend) Ihren Angehörigen unterstützen können, Ähnliches zu tun. Das Bündnis miteinander wird einen förderlichen, stärkenden Charakter bekommen, denn das ganze Leben sind wir auf Bindung angewiesen und die Verbindung zu einem anderen wertgeschätzten und geliebten Menschen spielt eine zentrale Rolle in der Art und Weise, wie wir uns beruhigen und ins Gleichgewicht bringen können. Aus dem Bündnis Ihrer Beziehung heraus wird Ihr Freund oder Angehöriger wertvolle Erfahrungen machen können und vergangene, gewaltgeprägte Bindungserfahrungen mit der Zeit korrigieren lernen.

Wie Sie sich zentrieren und guten Halt finden können

Bewegungsübungen können Sie dabei unterstützen, dass Sie sich im eigenen Körper besser zurechtfinden und Boden unter den Füßen bekommen. Die Übungen können in akuten Situationen nach erfolgter Belastung oder auch als vorbeugende Maßnahme angewandt werden. Wenn Sie sich dabei sicher genug fühlen, können Sie es gemeinsam versuchen, wenn Sie es beide möchten, zunächst Seite an Seite, später vielleicht gegenüber.

Im Stehen

Stellen Sie sich aufrecht hin mit geradem Rücken und erhobenem Kopf, mit den Füßen parallel zueinander. Stellen Sie sich vor, dass ein goldener Faden von der Schädeldecke ausgehend Sie mit dem Himmel verbindet und aufrecht hält. Stellen Sie sich ebenfalls vor, dass von den Füßen ausgehend Wurzeln tief in die Erde wachsen und zu Stabilität

und Halt beitragen. So sind Sie doppelt verbunden und werden gut gehalten.
Bringen Sie einen weichen, kleinen Physiotherapie- oder Massageball (zum Beispiel Igelball oder Flummi) unter die Sohle eines Fußes, rollen Sie achtsam den Ball hin und her. Achten Sie dabei auf mittelstarken Druck und Tempo, es soll deutlich spürbar, aber nicht schmerzhaft sein. Wechseln Sie dann die Seite, der andere Fuß wiederholt die Übung. Dies können Sie mehrmals tun, um sich zu spüren und zu erden. Versuchen Sie dabei, das Gleichgewicht zu halten.
Insbesondere dann, wenn Sie sich emotional aufgewühlt oder kraftlos fühlen, können Sie im Stehen ein Bein vor das andere stellen, das vordere Bein ist gebeugt und das hintere ausgestreckt. Drücken Sie beide Hände in Brusthöhe parallel gegen eine Wand und spüren Sie die eigene Kraft in den Armen. Wenn Sie den Druck gegen die Wand erhöhen, werden Sie wahrnehmen, wie Sie gleichzeitig tiefer in den Boden gedrückt werden. Diese Übung kann Ihnen helfen, Ihre Kraft zu aktivieren und emotionale Lasten zu kanalisieren.

Im Sitzen

In gerader Sitzhaltung wandern Sie mit der Aufmerksamkeit durch den ganzen Körper, vom Kopf bis hinunter zu den Füßen. Nehmen Sie dabei Ihre Wirbelsäule wahr, während Sie ein- und ausatmen. Nehmen Sie wahr, wie sich der Kontakt Ihres Körpers zur Sitzfläche beim Ein- oder Ausatmen etwas ändert. Vertrauen Sie sich dann bewusst beim Ausatmen der haltgebenden Sitzfläche an und spüren

Sie die Entlastung. Spüren Sie, wie wohltuend es sein kann, sich nicht krampfhaft selbst halten zu müssen, sondern dass eine physische Unterlage Ihnen Halt bietet.
Fokussieren Sie sich dann auf die Stellen Ihres Körpers, die Kontakt zum Stuhl haben, und nehmen Sie wahr, wie es sich anfühlt, gut im Kontakt zu sein. Welche Sinnesempfindungen entstehen dabei?

Im Liegen mit offenen Augen

Legen Sie sich in Rückenlage auf den Fußboden oder auf eine Matte. Es geht nicht darum, dass Sie einschlafen, sondern dass Sie bewusst (wie in der vorherigen Übung) die wohltuende Wirkung des Gehaltenwerdens spüren. Fokussieren Sie sich wieder auf die Kontaktstellen Ihres Körpers mit dem Boden und beobachten Sie die Wirkung.
Achtung! Diese Übung sollte nicht mit geschlossenen Augen angewandt werden, denn das kann bei Traumatisierten zum Erleben von Hilflosigkeit und Ausgeliefertsein führen und dementsprechend traumatische Erfahrungen reaktivieren.

Wie Sie sich selbst schützen und abgrenzen können

Einrahmung der anderen Person

Eine einfache Möglichkeit zur Abgrenzung besteht darin, die betreffende Person einzurahmen. Dabei stellen Sie sich einen Rahmen (wie einen Bilderrahmen) um die Person herum vor. Durch diesen markanten Rahmen können Sie Abstand schaffen und eine deutliche Grenze verspüren.

Taucheranzug

Eine andere Möglichkeit zur Abgrenzung ist, sich vorzustellen, selbst in einem Taucheranzug mit Helm und Taucherschuhen zu stecken. Alternativ dazu können Sie in der Vorstellung eine Ritterrüstung aus altem Eisen anziehen. Vielleicht ist Ihnen die Option lieber, ein Netz aus einem angenehmen, würdevollen Material, wie zum Beispiel Gold, mit einem wohltuenden Effekt, um den gesamten Körper in Form eines Netsuits mit Kapuze zu spannen.

Schützende Aura

Stellen Sie sich vor, Sie seien ringsum von einer mandelförmigen Aura aus goldenem Licht eingehüllt. Alle unerwünschten, negativen Einflüsse, die von außen auf Sie einwirken, prallen an Ihrer Lichtaura ab. Dagegen lässt die Aura alle freundlichen und liebevollen Einwirkungen hindurchdringen und leitet sie Ihrem Herzen zu. Spüren Sie in das goldene Licht Ihrer schützenden Aura hinein und genießen Sie, wie hell und schön es hier drinnen ist.

In der gewaltfreien Kommunikation, die M. Rosenberg entwickelt hat, wird empfohlen, die Worte des Gegenübers mit »liebevollen Ohren« zu hören. Damit ist gemeint, dass wir die Botschaft – selbst wenn sie aggressiv klingt – gleichsam »übersetzen« in ihren tieferen Sinn und verstehen, dass es eigentlich fast immer um einen »ungeschickten« Kontaktwunsch geht.

Auch hierfür können Sie die schützende Aura nutzen. Stellen Sie sich vor, dass Ihre Aura in Streitsituationen wie ein Dolmetscher für Sie wirkt. Schädliche oder aggressive Effekte können Sie nicht erreichen, da Ihre Lichthülle das Destruktive zurückweist und Ihnen die Botschaft vermittelt, die »unter« dem Angriff liegt. Wenn Ihr Partner Sie zum Beispiel anschreit und beschuldigt, hören Sie die »Übersetzung«, die vielleicht heißt: »Ich bin hilflos und verzweifelt, kann aber mein Anliegen nicht in Worten ausdrücken.«

Selbstberuhigung durch Klopfen

Wenn Sie sich irritiert und angespannt fühlen, können Sie sich durch Klopfen der Mittellinie ins innere Gleichgewicht zurückbringen.

Klopfen Sie dabei zunächst mit zwei oder drei Fingern kräftig auf die Mitte des Oberkopfs, 10- bis 15-mal; klopfen Sie dann genauso oft mit der Kuppe des Mittelfingers auf den Punkt zwischen den Augenbrauen. Dann sanft auf der Oberlippe unter der Nase klopfen, danach unter der Unterlippe auf die Mittellinie klopfen und zum Schluss wieder mit drei Fingern kräftig auf das Brustbein klopfen. Eine gute Anleitung zu dieser und ähnlichen Übungen geben Rainer Franke und Ingrid Schlicke (s. Literaturliste).

Spezielle Übungen für die traumatisierte Person

Diese Maßnahmen sind in erster Linie für die traumatisierte Person gedacht, sie können aber auch Ihnen als Angehörige dienlich sein. Achten Sie bitte darauf, dass die Komplexität der Übungen innerhalb der ersten und der zweiten Übungsgruppe zunimmt. Es kann deshalb sein, dass die traumatisierte Person sie schwer allein durchführen kann und dafür therapeutische Begleitung benötigt.

Abstand zu belastenden Gefühlen schaffen

Für Menschen im Allgemeinen ist es wichtig zu lernen, sich selbst zu regulieren, um sich zu beruhigen und belastende Affekte besser tolerieren zu lernen. Die meisten Menschen können nicht immer gut mit sogenannten negativen Affekten wie Angst, Traurigkeit oder Wut umgehen. Deshalb können die Übungen auch für Sie als Angehörige hilfreich sein. Für traumatisierte Menschen sind es nicht nur die negativen Affekte, die sie in eine Schieflage bringen können, sondern auch positive Gefühle von Freude, Neugier, Verliebtheit, insbesondere, wenn diese sehr stark sind und unvermittelt auftauchen. Das Bedrohliche daran ist das Überwältigende des Gefühls und der Eindruck, keinen

Einfluss zu haben auf seine Entstehung und Beendigung. Um solche Zustände zu beeinflussen, damit sie nicht zu stark werden und zu lang anhalten, gibt es eine Reihe von Übungen.

Einbeinstand

Folgende Übung ist sehr hilfreich, um dissoziative Zustände und das Grübeln zu unterbrechen. Verwurzeln Sie sich erst gut und stellen Sie sich den goldenen Faden vom Schädel ausgehend vor, um eine gewisse Stabilität zu erlangen. Stellen Sie sich dann auf ein Bein und verweilen Sie in dieser Position zwei bis vier Minuten lang, ohne das Gleichgewicht zu verlieren. Wechseln Sie danach zum anderen Bein. Während Sie dissoziieren, ist es schier unmöglich, das Gleichgewicht zu halten.

Papierknäuel

Sie können Ihre unangenehmen, belastenden Emotionen als ein Wort oder ein Zeichen auf ein Papier schreiben, es dann zerknüllen und als Papierknäuel wegwerfen, am besten in einen dafür zur Verfügung stehenden Eimer.

Tresor

Eine gute Alternative, um sich von belastenden Bildern, Körperempfindungen, Worten oder Gesprächsfetzen zeitweise zu distanzieren, ist die sogenannte Tresor-Übung. Stellen Sie sich dafür einen Tresor vor, der neu und leer, groß genug und aus einem von Ihnen selbst gewählten Material gebaut ist. Er soll extra für Sie zur Verfügung stehen und gut verschließbar sein. Suchen Sie dann den Ort auf, wo dieser Tresor auf Sie wartet, stellen Sie sich vor ihm auf, schauen Sie in den Innenraum und machen Sie sich mit dem Verschluss vertraut.

Hier geht es nicht darum, die Bilder zu vernichten, sondern diese selbstbestimmt wegzupacken, um sich anderen Tätigkeiten zu widmen (wie zum Beispiel schlafen, arbeiten, genießen).

Regler

Heftige Affekte und körperliche Zustände lassen sich mit einem vorgestellten Regler herunterregulieren: Stellen Sie sich zunächst den Regler vor oder zeichnen Sie ihn, mit einem Nullpunkt in der Mitte; nach oben geht er bis +100 (entsprechend 100 % Überlastung) und nach unten bis –100. Zunächst sollen Sie einschätzen, wie viel Belastung Sie im Augenblick gut vertragen können bzw. haben möchten; versuchen Sie zu spüren, wie sich dies anfühlen würde, und markieren Sie es auf dem Regler. Danach schätzen Sie ein, wie hoch Ihre Belastung zurzeit tatsächlich ist. Zwischen 0 und 50 oder darüber hinaus? Dieser ist der augenblickliche Ausgangspunkt, den Sie auf dem Regler markieren sollen. Vollziehen Sie dann eine Bewegung mit der Hand, um beim Regler diesen Wert nach unten anzupassen, und spüren Sie nach, wie sich dies anfühlt. Reicht eine solche Entlastung aus oder soll die Belastung weiter reduziert werden?

Imaginationsübungen und Meditationen

Liegende Acht

Gerade sitzend schauen Sie auf Ihre parallel auf dem Boden stehenden Füße. Mit dem Zeigefinger ziehen Sie eine Kurve von dem Punkt aus der Mitte zwischen beiden Füßen ausgehend nach oben rechts um den rechten Fuß bis zur Ferse folgend und zur Mitte zwischen beiden Füßen zurück, von da aus bewegen Sie diesen Kreislauf um den linken Fuß weiter nach oben, dann herum zur Ferse, so kommt er zum mittleren Punkt wieder. Von da aus stellen Sie sich, ohne mit dem Finger zu markieren, den fließenden Strom vor, der sich in einem Kreislauf in Form einer liegenden Acht fortbewegt.

Krafttier

Schließen Sie die Augen und versuchen Sie, sich auf Ihre Stärken zu konzentrieren. Stellen Sie sich vor, welche Fertigkeit Sie brauchen würden, um sich in einer schwierigen Situation, wie Sie sie gerade erlebt haben, behaupten oder durchsetzen zu können. Lassen Sie in Ihrer Vorstellung ein Tier auftauchen, das diese Fähigkeiten besitzt und damit Ihre Kraft und Ihren Mut symbolisiert. Nehmen Sie Kontakt auf mit diesem Tier und freunden Sie sich mit ihm an. Vielleicht erscheint es Ihnen bereits ganz vertraut, als ob es schon lange dagewesen wäre, Sie es nur noch nicht wahrgenommen haben.

Malen Sie ein Bild von ihm, oder suchen Sie eine passende Darstellung im Internet, die Sie sich ausdrucken können.

Bewahren Sie dieses Bild an einer Stelle auf, die Sie oft anschauen, damit Sie einen regen inneren Kontakt mit ihm pflegen können. Sie werden sehen, dass Sie Ihr Krafttier in schwierigen Situationen dann innerlich herbeirufen können und Sie häufiger mutig und kraftvoll handeln können.

Innerer Garten

Stellen Sie sich ein Stück Erde, frisch und jungfräulich, vor. Sie entscheiden über dessen Größe, es kann ganz klein sein oder ganz groß, wie es für Sie im Augenblick angenehm und passend erscheint. Bepflanzen Sie Ihren Garten nach Ihren Wünschen. Was Sie sich wünschen, wird sofort Realität. Manche Gestaltungen können Ihnen später nicht mehr gefallen, diese kommen in den Kompost an einer Seite des Gartens und werden in neue, reichhaltige Erde umgewandelt. Jederzeit können Sie also Änderungen vornehmen. Schauen Sie, ob Sie sich außer Pflanzen weitere Gestaltungen wünschen. Vielleicht möchten Sie Wasser in ihrem Garten haben, einen Brunnen, einen Bach, Fluss, Tempel oder Teich. Möchten Sie auch einen Sitzplatz, einen Stuhl, eine Bank oder eine Liege? Sind Tiere erwünscht? Wenn ja welche? Es kann sich um Insekten, Vögel oder andere Tiere handeln. Möchten Sie vielleicht eine Person, einen Gast zu Besuch einladen? Es ist Ihr Garten, Sie entscheiden darüber. Wenn Sie Ihren Garten nach Ihren Wünschen gestaltet haben, können Sie sich hinsetzen, ihn betrachten und genießen.

Sicherer Ort

Es empfiehlt sich, diese Übung im Sitzen zu machen, mit geschlossenen oder offenen Augen. Nehmen Sie zunächst wahr, wie Ihre Füße Kontakt zum Boden haben und wie Sie vom Boden und vom Stuhl gehalten und getragen werden. Stellen Sie sich dann vor, dass Sie aufstehen und gehen, die ganze Zeit auf Ihre Füße und das Voranschreiten fokussiert. Auf dem Weg nehmen Sie wahr, wie der Boden sich unter Ihren Füßen ändert, wie die Festigkeit und Oberfläche anders werden. Sie verlassen das Gebäude, die Straße, wo Sie sich befinden. Nehmen Sie dabei wahr, wie die Geräusche sich ebenfalls ändern. Gehen Sie weiter, bis Ihre Füße einen Platz gefunden haben, wo der Boden Sie gut trägt und hält. Sie dürfen dann um sich herumschauen, zunächst nah an Ihrem Körper. Was sehen Sie da? Was hören und riechen Sie auf diesem Platz? Wie sind die Lichtverhältnisse um Sie herum? Welche Temperatur ist Ihnen dort angenehm? Ist dieser Ort so weit, dass Sie seine Grenzen nicht sehen können? Oder hat er eine Begrenzung, sei diese natürlicher oder magischer Art? Was fühlt sich besser an?

Sie können in alle Himmelsrichtungen schauen und nur wohltuende und freundliche Sinneseindrücke zulassen, die anderen werden sofort verworfen. An diesem Ort fühlen Sie sich sicher und geschützt, getragen und geborgen. Werden Sie sich darüber bewusst. Welche Begebenheiten des Ortes tragen insbesondere dazu bei, sich sicher zu fühlen? Gibt es dort Lebewesen? Welche freundlichen und Ihnen zugewandten Lebewesen möchten Sie dort haben? Falls der Ort in Ihrer Vorstellung einem Ihnen bekannten Ort ähnelt, könnte es wichtig sein, eine Unterscheidung zu treffen, damit beide Orte nicht identisch sind. Der Innere Sichere Ort ist Ihrer, Sie allein entscheiden darüber, wie er sich wandelt und wer dorthin gelangen darf.

Helferteam

Stellen Sie sich vor, dass Sie von einem ganzen Team hilfreicher, unterstützender Gestalten begleitet werden. Dazu gehört natürlich Ihr persönliches Krafttier, wie es in der vorigen Übung beschrieben wurde. Aber es können noch weitere wohlwollende Begleiter hinzukommen. Das können verschiedene Figuren sein, in Abhängigkeit von der persönlichen Lebensgeschichte des Einzelnen. Da können Menschen auftauchen, die sich als hilfreich und unterstützend erwiesen haben, wie zum Beispiel ein wohlwollender Verwandter, eine freundliche Lehrerin, ein begeisterter Jugendgruppenleiter oder eine liebevolle Kindergärtnerin. Es können aber auch erdachte Personen sein, wie eine gute Tante, ein weiser Alter, eine Heilerin oder sogar ein Engel. Sie können Ihrem Team auch noch weitere Tiere hinzufügen, die andere Eigenschaften besitzen als Ihr Krafttier. Wichtig ist, dass Sie im Laufe der Zeit für die verschiedenen Belange Ihres Lebensalltags die entsprechenden Helfer entwickeln und sich angewöhnen, Ihr Team in Belastungssituationen innerlich zu aktivieren. Nützlich ist auch, ein Bild von diesem Team zu malen oder als Bildcollage herzustellen, damit Sie es oft vor Augen haben können. Sie werden staunen, wie hilfreich es für Sie sein kann, dass Sie in schwierigen Lebensumständen ein stützendes und kraftspendendes Team an Ihrer Seite haben.

Inneres Kind

Menschen sind darauf angewiesen, Unterstützung von anderen Menschen zu bekommen. Als Erwachsene können wir allerdings lernen, für uns zu sorgen und somit aus der emotionalen oder körperlichen Bedürftigkeit auch allein herauszufinden. Dafür gibt es eine gute Übung: Zunächst fokussieren Sie sich auf Ihre augenblickliche Befindlichkeit und Stimmung. Fragen Sie sich: Wenn ich mich so fühle wie jetzt, wie alt fühle ich mich dabei? Wie alt bin ich dabei? Entspricht dies meinem aktuellen biologischen Alter oder fühlt es sich jünger an? Wenn es sich jünger anfühlt, können Sie dann etappenweise überprüfen und zurückschauen, ob es sich wie im früheren Erwachsenenalter – im Jugendalter – in der Pubertät – im Schulalter vor der Pubertät – im Grundschulalter – im Vorschulalter oder noch jünger anfühlt?

Stellen Sie sich dann den Menschen von damals vor, der Sie waren, das heißt Ihr jüngeres Ich (oder die jüngeren Ichs), wie Sie damals gewesen sind. Stellen Sie dieses frühere Ich im Raum vor sich oder neben sich hin, so dass Sie es mit etwas Abstand sehen und beobachten können. Wie wirkt es auf Sie? Was braucht es dringend? Sprechen Sie ihm Ihr Mitgefühl und Ihr Verständnis aus, sichern Sie ihm Ihre Unterstützung und Bereitschaft zu, da zu sein.

Mit dem Inneren Kind zum Sicheren Ort

Es gibt Situationen in unserem Leben, die uns in ungewohntem Maß belasten. Es kann anhand der Übung mit dem Inneren Kind nützlich sein zu überprüfen, welcher Anteil unseres Seins dadurch betroffen ist. Es kann sein, dass jüngere Anteile betroffen sind und Sie die Belastung am eigenen Leib verspüren. Dies kann zum Beispiel bei Frauen geschehen, die sexualisierte Gewalt in jungen Jahren erlebt haben. Es kann für sie hilfreich sein, vor einer sexuellen Begegnung mit dem Partner oder der Partnerin, die jüngeren betroffenen Anteile oder jüngeren Ichs zum Inneren Sicheren Ort zu bringen. Dies können Sie tun, indem Sie sich zunächst das betroffene Innere Kind oder die betroffenen Inneren Kinder an Ihrer Seite vorstellen und gemeinsam mit ihnen zum Inneren Sicheren Ort gehen. Vor Ort werden Sie je nach Alter versorgt, denn am Inneren Sicheren Ort gibt es jetzt Plätze und Angebote, vielleicht auch Helfer für verschiedene Altersstufen. Sie verweilen dort als Erwachsene eine Weile und kräftigen sich, anschließend erklären Sie Ihrem Kind oder Ihren Kindern, dass Sie etwas tun werden, was nur Erwachsene tun können. In dieser Zeit wird das Kind am Inneren Sicheren Ort bleiben, danach werden Sie es abholen und bei ihm sein.

Selbstmitgefühl

Mitgefühl für uns selbst zu entfalten ist eine Form der aktiven Selbstfürsorge und keineswegs ein Suhlen in Selbstmitleid. Eine Übung dafür kommt aus der Praxis der

Selbstmitgefühls-Meditation. Setzen Sie sich aufrecht hin, finden Sie sich in Ihrem Körper ein, zwischen oben (Kopf), Mitte (Herz) und unten (Füße). Spüren Sie, welche negativen Affekte, Körperzustände und Gedanken Sie im Augenblick belasten. Wählen Sie probeweise eins der Zustände oder Gedanken, um mit ihm zu üben. Konzentrieren Sie sich dann auf den Atemvorgang zwischen Ein- und Ausatmen, lassen Sie zu, dass Ihr Atem natürlich fließt, und spüren Sie achtsam, wie es sich anfühlt, ein- und auszuatmen. Setzen Sie dann Ihre rechte Hand aufs Herz und atmen Sie weiter. Stellen Sie sich vor und nehmen Sie wahr, wie die Luft auch Ihr Herz beim Einatmen berührt und sich dann weiter in den ganzen Körper nach oben und nach unten ausbreitet. Beim Ausatmen geht die Luft auch übers Herz, denn es wird zu einem Herzatmen.

Atmen Sie dann mit der Luft den von Ihnen gewählten negativen Affekt, Körperzustand oder Gedanken mit ein. Gestatten Sie seine Verwandlung durchs Herz, damit Sie anschließend Wohlwollen, Akzeptanz und Mitgefühl sich selbst gegenüber ausatmen können. Verweilen Sie in diesem Atemprozess ein paar Minuten, atmen Sie dosiert Belastendes ein und dann Wohlwollen, Akzeptanz und Mitgefühl sich selbst gegenüber aus. Das Tempo und die Tiefe der Atmung passen Sie selbst an. Nach Beendigung der Übung spüren Sie die Nachwirkung nach.

Zu guter Letzt

Allgemeine Adressen

Telefonseelsorge (24 Stunden), bundesweite Telefonnummer 0800 111 oder 0800 111 0 222
www.telefonseelsorge.de

Telefonberatung für Kinder und Jugendliche, Telefonnummer 116 111, Montag bis Samstag 14 bis 20 Uhr
www.nummergegenkummer.de

Sucht und Drogen Hotline (24 Stunden), Telefonnummer 01806 313031. www.sucht-und-drogen-hotline.de

Opferhilfe

Bundesverband der Angehörigen psychisch kranker Menschen. www.bapk.de

Arbeitskreis der Opferhilfen in Deutschland e. V.
www.opferhilfen.de

Weißer Ring e. V. www.weisser-ring.de

Kontakt- und Informationsstelle für Opfer von seelischer, körperlicher und sexueller Gewalt in der Kindheit.
www.schotterblume.de

Fachgesellschaften für Trauma mit Therapeutenlisten

Deutschsprachige Gesellschaft für Psychotraumatologie. www.degpt.de/ Deutsches Institut für Psychotraumatologie. www.psychotraumatologie.de

Deutschsprachige Fachgesellschaft der EMDR-Therapeuten. www.emdria.de

Deutsche Gesellschaft für Anthroposophische Psychotherapie e. V. (DtGAP)
www.anthroposophische-psychotherapie.de
www.dtgap.de

Deutsche Gesellschaft für Katathym Imaginative Psychotherapie e. V. (DGKIP)
www.dgkip.de

Allgemeine Suche nach Therapeuten mit Kassenzulassung kann über die Kassenärztliche Vereinigung der Bundesländer durchgeführt werden. www.kbv.de

Zum Weiterlesen

Charf, D.: Auch alte Wunden können heilen. Wie Verletzungen aus der Kindheit unser Leben bestimmen und wir dennoch Frieden in uns selbst finden können. München: Kösel, 5. Auflage 2020

Derbur, M. v.: Tagkind – Nachtkind. Das Trauma sexueller Gewalt. Überlebenswege – Heilsgeschichte – Hilfen zur Prävention. Kröning: Asanger 2011

Dreiner, M.: Trauma verstehen und bewältigen. Hilfe für Betroffene und Angehörige. Gießen: Psychosozial Verlag 2020

Holmes, T.; Holmes, L.: Reisen in die Innenwelt. Systemische Arbeit mit Persönlichkeitsanteilen. München, Kösel, 5. Auflage 2014

Huber, M.: Wege der Traumabehandlung. Trauma und Traumabehandlung, Teil 2. Paderborn: Junfermann, 4. Auflage 2009

Lee Cori, J.: Das große Trauma-Selbsthilfebuch. Symptome verstehen und zurück ins Leben finden. München: Kösel 2015

Levine, P.: Vom Trauma befreien. Wie Sie seelische und körperliche Blockaden lösen (inkl. CD). München: Kösel, 5. Auflage 2011

Reddemann, L.: Imagination als heilsame Kraft. Zur Behandlung von Traumafolgen mit ressourcenorientierten Verfahren. Hör-CD mit Übungen zur Aktivierung von Selbstheilungskräften. Stuttgart: Klett-Cotta, 1. Auflage 2017

Reddemann, L.; Dehner-Rau, C.: Trauma verstehen – bearbeiten – überwinden. Ein Übungsbuch für Körper und Seele. Stuttgart: Trias, 6. Auflage 2020

Register

Impressum

Umschlaggestaltung von STUDIO LZ, Stuttgart unter Verwendung einer Zeichnung von shutterstock/B.illustrations.

Unser gesamtes Programm finden Sie unter **kosmos.de/nymphenburger**

MIX
Papier aus verantwortungsvollen Quellen
FSC® C014138

Gedruckt auf chlorfrei gebleichtem Papier

ISBN 978-3-96860-006-2
Projektleitung: Dr. Stefan Raps
Redaktion: Annette Meyer
Gestaltungskonzept: Wolfgang Heinzel
Satz: DOPPELPUNKT, Stuttgart
Produktion: Angela List
Druck und Bindung: Finidr, s.r.o., Český Těšín
Printed in The Czech Republic / Imprimé en République Tchèque